„Sagt die Wahrheit: Die bringen uns um!"

„Sagt die Wahrheit: Die bringen uns um!"

Zur Rolle der Medien in Krisen und Kriegen

DW-Schriftenreihe
Band 3

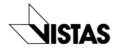

Die Deutsche Bibliothek – CIP-Einheitsaufnahme

„Sagt die Wahrheit: die bringen uns um!" : Zur Rolle der Medien
in Krisen und Kriegen / Hrsg.: Deutsche Welle (DW),
Red.: Oliver Zöllner. - Berlin : VISTAS Verlag, 2001
   (DW-Schriftenreihe; Bd. 3)
   ISBN 3-89158-318-4

Herausgeber:
DEUTSCHE WELLE
50588 Köln

DW-Schriftenreihe; Band 3

Redaktion (verantw.):
Dr. Oliver Zöllner, DW-Medienforschung
Koordination:
DW-Kommunikation
Tel.: 02 21 / 389-0
Fax: 02 21 / 389-20 47
E-Mail: info@dw-world.de
Internet: www.dw-world.de

Verlag:
VISTAS Verlag GmbH
Goltzstraße 11
D-10781 Berlin
Tel.: 030 / 32 70 74 46
Fax: 030 / 32 70 74 55
E-Mail: medienverlag@vistas.de
Internet: www.vistas.de

ISSN 1439-8508
ISBN 3-89158-318-4

Umschlaggestaltung, Satz und Layout: TYPOLINE – Karsten Lange, Berlin
Druck: Bosch-Druck, Landshut
Produktion: VISTAS media production, Berlin

Inhalt

Oliver Zöllner
Medien im Konflikt:
Krisen, Kriege und wie der internationale Rundfunk mit ihnen umgeht
Einleitung
7

Brigitte Knott-Wolf
Zwischen Sensationsmache und Propaganda
Über Macht und Ohnmacht der Kriegsberichterstatter
15

Martin Löffelholz
Neue Schlachtfelder – alter Journalismus?
Bedingungen und Konsequenzen der Kriegskommunikation
im Zeitalter globaler Public Relations
27

Peter Miroschnikoff
Die beste Lebensversicherung ist Teamwork
Aus 30 Jahren Krisen- und Kriegsberichterstattung
37

Thomas Roth
„Sagt die Wahrheit: Die bringen uns um!"
Der Tschetschenienkrieg oder Strategien zur Unterdrückung der Wahrheit
47

Peter Philipp
Restriktionen und Selektionen
Krisen- und Kriegsberichterstattung im Nahen Osten
63

Amanuel Bereket · Mekuria Bogale
Neutral in Krieg und Krise
Rolle und Funktionen der Deutschen Welle in Äthiopien und Eritrea
73

Rüdiger Siebert
Wenn das Kind im Brunnen liegt
Ost-Timor als Lehrbeispiel zweifelhafter Konfliktberichterstattung
77

Fritz Wolf
Naiver Realismus
Über den Mangel an analytischer Krisenberichterstattung im Fernsehen
87

Michael Kunczik
Feind-Bilder
Wie Stereotypisierungen funktionieren und wozu sie dienen
97

Hermann Meyn
Aus Fehlern gelernt?
Kriegsberichterstattung als Herausforderung des Journalismus und seiner Ethik
105

Michael Rediske
Schutzlos in der Schusslinie?
Warum der Schutz von Kriegsreportern und einheimischen Journalisten
in Krisengebieten so schwierig und so wichtig ist
115

Verica Spasovska
Friedensberichterstattung
Wie Berichte vom Krieg Brücken bauen können
123

Horst Scholz
Wellen zwischen den Fronten
Technische Aspekte der Hörfunkversorgung in akuten Krisengebieten
am Beispiel des Kosovo-Konflikts
135

Oliver Zöllner
Auswahlbibliographie
zu Krieg, Konflikten, Medien und Journalismus
(Schwerpunkt ab 1980)
145

Die Autoren
155

Oliver Zöllner

Medien im Konflikt: Krisen, Kriege und wie der internationale Rundfunk mit ihnen umgeht

Einleitung

16. Januar 2001. In allen Medien wird an den zweiten Golfkrieg erinnert. Genau zehn Jahre zuvor begannen die westlichen alliierten Streitkräfte ihre Angriffe auf den Irak, der im August 1990 in das Nachbarland Kuwait eingefallen war. Rückschauen auf grünstichige Nachtaufnahmen aus Bagdad im Bombardement, auf die kontroversen und beinahe schon legendären Berichte von CNN-Korrespondenten sowie auf Demonstrationen und Gegendemonstrationen in fast allen Periodika und auf fast allen Kanälen zuhauf.

Eine regelrechte Routine hat das Mediensystem im Umgang mit Jahrestagen entwickelt, gut geführte Archive machen diesen „Datumsjournalismus" möglich. Gelegentlich schlich sich in die Rückblicke auf den Golfkrieg, der bereits zeitgenössisch als „Medienkrieg" tituliert worden war, sogar so etwas wie eine kritische Selbstreflexion journalistischen Handelns und des Berufsstandes ein: Fehler seien gemacht worden, nicht alles in der Berichterstattung sei einwandfrei gewesen, der irakische Diktator ist noch immer an der Macht, gewonnen habe CNN, das durch den Golfkrieg zur weltweit unverzichtbaren Nachrichtenquelle geadelt wurde – so lassen sich die milden Zerknirschungen der Medienleute zusammenfassen. Nächstes Thema. Und dann meldete die ARD-„Tagesschau" ebenfalls am 16. Januar 2001 knapp, der Massenmord von Račak (Reçak) im Kosovo zwei Jahre zuvor, der in westlichen Medien bis dato serbischen Einheiten zur Last gelegt worden war und mit als ein Grund für die späteren Kampfhandlungen der NATO gegen Jugoslawien angesehen wird, habe „so nicht stattgefunden". Weitere Aufklärung sei in Arbeit. Ende der Meldung.

Berichterstattung zu Krisen, Konflikten und Kriegen beschäftigt Mediennutzer und Journalisten gleichermaßen oft nachhaltig. Jedenfalls sofern den Medien ein Zugang zum Ort des Geschehens möglich ist. Vietnam (1964–75), die Golfregion (1990/91) und das zerfallende Jugoslawien (ab 1991) waren typische Medienkriege, die die Öffentlichkeit bewegt haben und häufig von Meinungspolarisationen begleitet wurden und werden. Die kriegerischen Auseinandersetzungen um die Falkland-Inseln bzw. Malwinen 1982 sind dagegen außerhalb Großbritanniens und Argentiniens kaum noch im öffentlichen Bewusstsein verankert: Berichterstatter hatten seinerzeit nur sehr eingeschränkt Zugang. Andere Kriege, etwa der interne wie auch längst internationalisierte Krieg im Kongo oder die Kriege zwischen Äthiopien und Eritrea, finden in den Medien der nördlichen Industrieländer nur mäßigen Widerhall. Über den Krieg in Tschetschenien erfährt der Mediennutzer dank der russischen Zensuranstrengungen nur gelegentlich etwas – es sind nur wenige unerschrockene Journalisten, die sich ins Kampfgebiet hineinwagen, an der Zensur vorbei.

Deutlich wird, dass die Berichterstattung über Krisen, Konflikte und Kriege auf Grund ihres hohen Nachrichtenwertes ein Lieblingsthema der Medien ist (die Konfliktlastigkeit der Nachrichten ist nicht zu übersehen) und dass Auseinandersetzungen, über die nicht berichtet wird, in der Wahrnehmung von Mediennutzern nicht stattfinden, sosehr vor Ort auch ganz real getötet und gestorben wird. Internationaler Krisen-, Konflikt- und Kriegsberichterstattung als besonders prominenter Bestandteil des Journalismus kommt eine besondere Bedeutung (und Verantwortung) zu, indem Medienberichte dieses Genres bei den Rezipienten zu einem guten Teil die Wahrnehmung der Welt prägen: „Überall nur Krieg", so scheint es – präziser: nur überall dort, wo Kameralinsen, Mikrofone und Notizhefte geöffnet sind. All die anderen Auseinandersetzungen ohne Medienpräsenz bleiben weitgehend im Dunkeln, oft auch die Vor- und Nachgeschichte eines Konflikts.

Mit einer realistischen Relativierung stellen zwei britische Forscher fest: "wars are partly what the media make them. (…) To a large extent general recognition that a war is happening is now dependent on international news media coverage, and increasingly this means that they exist in a meaningful sense only if there are real-time picturesy" (Allen/Seaton 1999: 3). Ohne pauschalisieren zu wollen: Die Art, in der viele Medien über internationale Krisen und Kriege berichten, ist oft unzureichend. Schon in den siebziger Jahren monierte Skriver (1973: 698) in der Auslandsberichterstattung einen „fragwürdige[n] Aktualitätsbegriff, der neben täglicher Partei-, Währungs- oder Bündnispolitik aus den großen Hauptstädten die Dritte Welt nur mit Schießkriegen oder Katastrophen konkurrieren läßt (…)". Als Skriver dies schrieb, gab es den Fernsehsender „Cable News Network" (CNN) noch nicht. Die Welt hat sich seither verändert und mit ihr auch einige Topoi der internationalen Berichterstattung. Krisen und Kriege stehen jedoch nach wie vor auf der Themenliste der Medien an vorderster Stelle.

Eine jüngere Untersuchung hat ergeben, dass auch die Berichte der seriösen Magazine „Weltspiegel" (ARD) und „Auslandsjournal" (ZDF), die jedem Verdacht der Sensationalisierung oder des Aktualitätsfetischismus fern stehen, zu 61 Prozent aus Krisenberichterstattung bestehen. In zwei Dritteln der Beiträge gehe es um Konflikte; Krieg sei Thema in 23 Prozent der Beiträge. Speziell die Darstellung Afrikas sei stark von kriegerischen Geschehnissen geprägt, wie die Kommunikationswissenschaftler Scharf und Stockmann 1996/97 in einer Inhaltsanalyse der beiden Magazine herausfanden (Scharf/Stockmann 1998: 80). Der seinerzeitige Leiter der ZDF-Hauptredaktion Außenpolitik, Rudolf Radke, kannte den Vorwurf der Konfliktlastigkeit der Auslandsberichterstattung bereits einige Jahre zuvor. Er hielt es für gerechtfertigt, „von möglichen Bedrohungen über Grenzen hinweg zu berichten, sie also rechtzeitig zu erkennen" (Radke 1988: 34). In einer Epoche des Umbruchs kann in der Tat keine Heile-Welt-Berichterstattung erwartet werden.

Im Jahr 2000 werden nach Zählungen des „Heidelberger Instituts für Internationale Konfliktforschung" der Universität Heidelberg auf der Welt insgesamt 144 politische Konflikte ausgetragen. Davon sind zwölf Kriege und 24 gewaltsame Krisen (vgl. Heidelberger Institut 2000). Die „Arbeitsgemeinschaft Kriegsursachenforschung" an der Universität Hamburg zählt 31 Kriege und 18 bewaffnete Konflikte. „Kriegerische Auseinandersetzungen prägen auch fünfzig Jahre nach dem Zweiten Weltkrieg weite Teile der Welt" (vgl. Arbeitsgemeinschaft Kriegsursachenforschung 2000). Auslandsberichterstattung mag insgesamt „keine Konjunktur" haben (Scharf/Stockmann 1998: 73) – Krisen und Kriege, so ist zu vermuten, werden dennoch längerfristig von offensichtlich zentraler Bedeutung für das gesellschaftliche Funktionssystem Journalismus bleiben.

Wenn Journalisten vom Ort einer kriegerischen Auseinandersetzung berichten, dann sind sie „im Konflikt": Es gilt nicht nur, logistische Probleme des Transports ins Krisengebiet (und auch wieder hinaus) zu bedenken, Fragen des Schutzes und Überlebens der Journalisten, sondern auch die Auswahl von Interviewpartnern, die Abwägung, Gewichtung, Verifizierung und nicht zuletzt auch Falsifizierung von Aussagen, die Beachtung und mögliche Umgehung von Zensurbestimmungen, die Aufbereitung des Materials und seine spätere Präsentation. Medien, die über Konflikte berichten, kommen selbst schnell in Konflikte. Für einige von ihnen lautet die Strategie, diese Konflikte zu vermeiden: "some of the most influential news organizations now make a virtue out of a minimal approach to analysis, and avoiding criticism of powerful government and other entrenched interests which jeopardize their global access" (Allen 1999: 38). Investigativer oder analytischer Journalismus wird immer seltener, gerade auch, wenn es um Krisen, Konflikte und Kriege geht. "Rapid-fire, bullet-point summaries of events, combined with images that are heart-rending but sanitized, 'real-time' but manipulated, have become the dominant model" (ebd.).

Vor diesem Hintergrund gibt der deutsche Auslandsrundfunk, die Deutsche Welle (DW), ein Buch heraus, das Krisen- und Kriegsberichterstattung zum Thema hat. Die DW hat auf dem Gebiet der internationalen Konfliktberichterstattung langjährige Erfahrungen. Sie ist mit Hörfunkprogrammen in 30 Sprachen (DW-radio), einem dreisprachigen Fernsehangebot (DW-tv) und einem umfassenden Internetauftritt (DW-WORLD.DE) weltweit präsent. In Ländern ohne Meinungs- und Medienfreiheit fungiert die DW, wie auch andere Auslandssender, als „Kompensationsrundfunk" und hilft auf diese Weise, das Menschenrecht auf freie Information durchzusetzen. „Aufgabe der jeweiligen Sprachprogramme ist es dann, den betroffenen Hörerinnen und Hörern diejenigen Informationen über die Ereignisse in ihren Ländern und über das Weltgeschehen zu liefern, die ihnen von den Konfliktparteien oder den staatlich gelenkten Medien vorenthalten werden" (Deutsche Welle 2001: 11). In vielen Regionen, in denen sich Auseinandersetzungen abzeichnen oder bereits ausgebrochen sind, bietet die DW „Krisenradio" an – der Balkan etwa ist hier seit Anfang der neunziger Jahre von dauernder Aktualität. Das Albanische, Bosnische, Kroatische, Mazedonische und Serbische Programm von DW-radio sind in der Region hoch geschätzte Informationsquellen. In einer anderen Weltgegend, in Äthiopien, ist das Amharische Programm von DW-radio gar Marktführer.

Mit „Krisenprogrammen" profiliert sich die DW häufig am deutlichsten: In den Zielgebieten nutzen Hörer und Zuschauer gerade dann Rundfunkangebote aus dem Ausland, wenn es im eigenen Land kriselt oder schon brennt. Auch für Deutsche im Ausland kann ein solches Programm lebensrettend sein: „So erfuhren deutsche Entwicklungshelfer, die sich nach dem Ausbruch des Bürgerkriegs in Ruanda im Innern des Landes aufhielten und von den normalen Kommunikationsmitteln abgeschnitten waren, über die DW-Nachrichten von dem dringenden Appell des Auswärtigen Amtes, sofort und unter Umgehung der umkämpften Hauptstadt Kigali in benachbarte Länder zu fliehen" (ebd.: 12).

Doch ist der Auslandsrundfunk, auch die DW, nicht auf Krisenberichterstattung zu beschränken oder gar zu reduzieren. Der gesetzliche Auftrag lautet für alle DW-Angebote gleich: „Die Sendungen der Deutschen Welle sollen den Rundfunkteilnehmern im Ausland ein umfassendes Bild des politischen, kulturellen und wirtschaftlichen Lebens in Deutschland vermitteln und ihnen die deutschen Auffassungen zu wichtigen Fragen darstellen und erläutern" (Deutsche Welle-Gesetz: § 4). Mit der Maßgabe dieses Auftrags verfolgt die DW in ihrer Programmgestaltung einen eindeutig längerfristig orientierten Ansatz jenseits der mit rührenden Bildern oder O-Tönen aufgepeppten, emotional manipulativen „Schnellfeuer-Durchsagen", wie sie weiter oben beschrieben wurden.

Angesichts von Krisen und Kriegen als Konstanten einer konflikthaften Welt im Wandel geht es der DW in ihrer Krisen- und Kriegsberichterstattung darum, die Hintergründe zu durchleuchten, die Standpunkte möglichst aller Konfliktparteien darzustellen und diese Prozesse den Zielpublika in der betroffenen Region selbst wie auch in unbeteiligten Weltgegenden zu vermitteln. Letztlich geht es bei diesem um Objektivität bemühten journalistischen Ansatz also darum, Konflikte verstehbar zu machen und so zu einer Vertiefung der Diskussion beizutragen. Dies kann durchaus einen ersten Schritt zur Lösung des Konflikts darstellen – auch wenn letzteres schwerlich die eigentliche Rolle des Journalismus sein kann.

Das vorliegende Buch, das in der DW-Schriftenreihe erscheint, dokumentiert diesen längerfristigen Ansatz der Berichterstattung der Deutschen Welle. Es versammelt Beiträge von Autoren – externen wie auch DW-Mitarbeitern –, die das leisten, was im Redaktions-Alltag meist zu kurz kommt: die Reflexion des eigenen Metiers.

Brigitte Knott-Wolf, regelmäßige Mitarbeiterin u. a. des Fachperiodikums „Funkkorrespondenz", berichtet in ihrem Beitrag über „Macht und Ohnmacht der Kriegsberichterstatter", die sich im Spannungsfeld von Sensationsmache und Propaganda bewegten. Im Konfliktfall berichteten diese nicht nur Fakten, sondern erzählten auch Geschichten, deren oft nur scheinbare Authentizität der Mediennutzer nur schwer nachprüfen könne. Hieraus leiteten sich für den journalistischen Berufsstand wichtige ethische Aufgaben ab, für deren Lösung es jedoch keine Patentrezepte gebe, so Knott-Wolf. *Martin Löffelholz,* Professor für Medienwissenschaft an der Technischen

Universität Ilmenau, vertieft die Verflechtungen zwischen Kriegsberichterstattung und deren Instrumentalisierung und Steuerung durch die Krieg führenden Parteien, wie sie nicht erst seit den neunziger Jahren typisch ist. Die Professionalisierung der Kriegskommunikation, wie sie Löffelholz beschreibt, setze sich im neuen Medium Internet fort. Neu seien im Grunde nur die Schlachtfelder, die Methoden ähnelten sich intermedial.

Im Anschluss an diese beiden Einführungsartikel fasst *Peter Miroschnikoff,* der Leiter des ARD-Studios Wien, seine Erfahrungen aus 30 Jahren Reporterleben zusammen – dreißig Berufsjahre, die auch von Krisen- und Kriegsberichterstattung geprägt waren und es nach wie vor sind. Das ARD-Studio Wien ist auch für die Krisenregion Südosteuropa zuständig. Die Arbeitsbedingungen zwischen den sprichwörtlichen Fronten stellt Peter Miroschnikoff plastisch dar, bis hin zur polemisch anmutenden und doch ganz praktischen Frage, wie man eine Leiche filmen soll. Mit der Ästhetik des Grauens ist ebenso der Leiter des ARD-Studios Moskau, *Thomas Roth,* bei seinen Reisen durch das zerstörte Tschetschenien konfrontiert gewesen. Seine eindringliche Hintergrund-Reportage, die diesem Sammelband den Titel gab, schildert das Leiden der Zivilbevölkerung und beleuchtet die Hintergründe der staatlichen russischen Informationslenkung im Kaukasuskrieg. Roth identifiziert sie als Strategie zur Unterdrückung der Wahrheit. Mechanismen der Restriktionen und Selektionen von und gegenüber Journalisten geht auch DW-Chefkorrespondent *Peter Philipp* nach, der sich hauptsächlich dem Krisengebiet im Nahen Osten widmet. Er fordert von den Kollegen seines Berufsstandes, „weniger nachzuplappern und mehr zu recherchieren", um der Tendenz zur journalistischen „Nicht-Information" entgegenzuwirken.

Amanuel Bereket und *Mekuria Bogale* vom Amharischen Programm von DW-radio verweisen in einem historischen Rückblick, der den Bogen bis in die Gegenwart spannt, auf die immense Bedeutung, die das Programmangebot eines Auslandssenders in einer Krisenregion hat. DW-radio/Amharisch ist hier exemplarisch. In Äthiopien und Eritrea ist es schon seit über dreißig Jahren eine feste Größe im Alltag der Menschen. Als ein Beispiel für das Gegenteil eines solchen längerfristigen Ansatzes zeichnet *Rüdiger Siebert* von der Indonesischen Redaktion/DW-radio die seiner Meinung nach zweifelhafte Berichterstattung über den gewaltsamen Konflikt in Ost-Timor nach. Er beklagt eine Art internationalen ‚Helikopter-Journalismus', dessen Protagonisten einschweben, die Oberfläche der Ereignisse filmen und wieder davonfliegen, ohne die Hintergründe des Konfliktes verstanden oder dem Publikum vermittelt zu haben. Letztlich stehe so die Glaubwürdigkeit des Journalismus auf dem Spiel, so Sieberts kritischer Befund. Eine ähnlich ernüchternde Bilanz zieht auch der Medienkritiker *Fritz Wolf.* Seine Analyse der „Macht der Bilder", aber auch der „Macht der Nicht-Bilder" im Fernsehen verdeutlicht vor allem die zentrale Bedeutung von „News Management": Der freie Zugang zu den Orten des kriegerischen Geschehens wird Journalisten von staatlichen Stellen zunehmend erschwert und stattdessen vorab selektiertes und nach Belieben konfektioniertes Bildmaterial zur Verfügung gestellt. Diese Bilder würden anschließend, den Zwängen des Mediums gehorchend, von

Journalisten „naiv" übernommen, so Wolf. Und vom Publikum würde es nicht einmal beklagt, denn, so das Fazit, Analyse werde von den Rezipienten kaum noch nachgefragt, sei nicht „hip".

Naivität im Mediensystem unterliegt Produktionsbedingungen. *Michael Kunczik,* Professor für Kommunikationswissenschaft an der Universität Mainz, zeigt anschließend an Fallbeispielen die Funktionen und Funktionsweisen von nationalen Stereotypisierungen auf. Diese dienen, systemtheoretisch formuliert, auch der Reduktion von Komplexität – im Falle von Kriegsberichterstattung oftmals in unzulässiger und propagandistischer Weise. Entsprechend werden sie gerne von Kriegsparteien instrumentalisiert. Inwieweit das Mediensystem aus Fehlern der Vergangenheit, etwa im Golfkrieg, gelernt hat, unterzieht *Hermann Meyn,* der langjährige Vorsitzende des Deutschen Journalisten-Verbandes, einer kritischen Betrachtung. Sein Fazit ist eher skeptisch: Fehler aus früheren Konflikten würden wiederholt, eherne journalistische Regeln missachtet und nicht selten würde die journalistische Rolle mit einer politischen vermengt. Jedoch: „Journalisten sollen keine Kriege gewinnen, sie sollen darüber berichten ...", so Meyn abschließend.

Die Gefahren für Leib und Leben von Berichterstattern schildert *Michael Rediske* von der internationalen Organisation „Reporter ohne Grenzen". Die Sicherheit von Journalisten in Krisengebieten dürfe nicht dem Konkurrenzdruck des Marktes unterliegen, ist sich der Autor mit weiteren Berufsverbänden einig. Der Schutz von Berichterstattern ist auch eine öffentliche Aufgabe: Tote Journalisten können keine Storys liefern, und vielen Regierungen, Guerillas oder Terrorgruppen passt das ins Kalkül.

Am Beispiel der jüngsten Balkankriege zeigt *Verica Spasovska,* Chefin vom Dienst des Deutschen Programms von DW-radio und zuvor Leiterin des Bosnischen Programms der DW, wie Berichte vom Krieg auch Brücken bauen können, und zwar im Sinne einer „Friedensberichterstattung". Voraussetzung sei jedoch der Wille und der Mut, Komplexitäten eines Konflikts zu vermitteln und so zum Aufbau einer demokratischen Zivilgesellschaft beizutragen. Am Fallbeispiel des EU-„Stabilitätspaktes für Südosteuropa" verweist die Autorin auf die Chancen, die eine langfristig ausgerichtete Politik der Medienförderung in einer Krisenregion eröffnen kann. Die DW ist auf dem Balkan auch jenseits von „Krisenradio" im engeren Sinne aktiv und unterstützt dort die Entwicklung eines Mediensystems, das auf Verständigung abzielt. Der „Friedensfall" allerdings, das macht Verica Spasovska auch deutlich, nimmt sich in der Berichterstattung „meist weniger spektakulär aus" als die gewohnten Bilder der Mordbrennerei.

In der Diskussion um Krisen- und Kriegsberichterstattung oft übersehen wird die technische Frage, wie die Sendesignale in ein Zielgebiet gelangen, wenn sich dieses Land abschottet, wie etwa unlängst Jugoslawien unter Slobodan Milošević. *Horst Scholz,* der Leiter des Ausstrahlungsmanagements der DW, erläutert diese technischen Prozesse anhand des „Ringes um Serbien", einer UKW-Senderkette, die seit der Zuspitzung der Krise in der Region von mehreren internationalen Rundfunkanbietern gemeinsam betrieben wird. Die politische Dimension auch der Rundfunktechnik ist unübersehbar.

Eine Auswahlbibliographie zur Krisen- und Kriegsberichterstattung seit den 1980er Jahren schließt diesen Band ab.

Literatur

Allen, Tim (1999): Perceiving Contemporary Wars. In: Tim Allen/Jean Seaton (eds.): The Media of Conflict. War Reporting and Representations of Ethnic Violence. London, New York, S. 11–42.

Allen, Tim/Seaton, Jean (1999): Introduction. In: Tim Allen/Jean Seaton (eds.): The Media of Conflict. War Reporting and Representations of Ethnic Violence. London, New York, S. 1–7.

Arbeitsgemeinschaft Kriegsursachenforschung (2000): Homepage (http://www.sozialwiss.uni-hamburg.de/Ipw/Akuf/home.html, Abruf am 17. April 2001).

Deutsche Welle (2001) (Hrsg.): Deutsche Welle. Zentralredaktion Nachrichten. Ein Einblick in ihre Arbeit. 2. Aufl. Köln.

[Deutsche-Welle-Gesetz] Gesetz über die Rundfunkanstalt des Bundesrechts „Deutsche Welle" (Deutsche-Welle-Gesetz – DWG). Bundesgesetzblatt 1997, Teil I, S. 3094 ff. Abgedruckt in: Deutsche Welle (Hrsg.)/Klaus-Jürgen Lange (Red.) (2000): Deutsche Welle – Die Rechtsnormen des deutschen Auslandsrundfunks (= DW-Schriftenreihe; Band 1). Berlin, S. 7–38.

Heidelberger Institut für Internationale Konfliktforschung (2000): Globales Konfliktpanorama 2000 (http://www.hiik.de/konfliktbarometer/panorama_2000.htm, Abruf am 17. April 2001).

Radke, Rudolf (1988): Einführung. In: ders. (Hrsg.): Der Krieg begann am Feiertag. ZDF-Korrespondenten berichten über unsere Welt im Wandel. Freiburg u. a., S. 11–41.

Scharf, Wilfried/Stockmann, Ralf (1998): Zur Auslandsberichterstattung von „Weltspiegel" und „Auslandsjournal". In: Siegfried Quandt/Wolfgang Gast (Hrsg.): Deutschland im Dialog der Kulturen. Medien – Images – Verständigung (= Schriftenreihe der Deutschen Gesellschaft für Publizistik- und Kommunikationswissenschaft; Band 25). Konstanz, S. 73–85.

Skriver, Ansgar (1973): Auslandsberichterstattung – eine Entwicklungs- und Forschungsaufgabe. In: Jörg Aufermann u. a. (Hrsg.): Gesellschaftliche Kommunikation und Information. Forschungsrichtungen und Problemstellungen. Ein Arbeitsbuch zur Massenkommunikation. Frankfurt am Main, S. 695–713.

Brigitte Knott-Wolf

Zwischen Sensationsmache und Propaganda

Über Macht und Ohnmacht der Kriegsberichterstatter

Kriegsberichterstatter hat es immer schon gegeben und sie waren immer parteiisch. Einige Vertreter dieses Genres aus der Antike haben es sogar zu großem Ruhm und zur Aufnahme in den humanistischen Bildungskanon gebracht. Seitdem ist es aber mit ihrem kulturellen Ansehen steil bergab gegangen, ganz im Gegensatz zu ihrer wachsenden politischen Bedeutung, die sie wesentlich der Ausdifferenzierung des Mediensystems zu verdanken haben.

Ein offenes Mediensystem, wie es sich heute als normative Vorgabe aus dem westlichen Demokratieverständnis entwickelt hat, fordert im Kriegs- und Krisenfall die strikte Trennung zwischen journalistischer Berichterstattung einerseits und regierungsamtlichen Verlautbarungen sowie militärischer Propaganda andererseits. Aber der vielbeschworene „free flow of information", nicht zuletzt durch Aktivitäten der UNESCO[1] als weltweit anerkannte Norm etabliert, erweist sich gerade in der Krisen- und Kriegsberichterstattung immer wieder als nicht einlösbare Forderung. Als Hindernisse haben dabei nicht nur bewusstes Verschweigen von Fakten und gezielte Desinformation der Journalisten durch die unmittelbar am Konfliktfall Beteiligten zu gelten, sondern auch der journalistische Wettbewerb untereinander, der auf Schnelligkeit und Erfolg beim Publikum ausgerichtet ist. Die Messung der Nachricht an ihrem Sensationswert kann deshalb zu den gleichen Verzerrungen führen wie ihre Ausrichtung am jeweiligen Propagandawert.

Im Kriegs- und Krisenfall werden nicht nur Fakten berichtet, sondern auch Geschichten erzählt. Und diese Geschichten gehören in den Kontext eines ‚Gesellschaftsromans', in dem oft bereits vorentschieden worden ist, wer die Guten und die Bösen in dem jeweils anstehenden Konflikt sind. So geraten die Kriegsberichterstatter sehr schnell zwischen alle Stühle: Entweder ist es der umfassende Informations- und Wahrheitsanspruch, der als Norm journalistischen Handelns beschädigt wird, oder es ist die moralische Verantwortung gegenüber Recht und Unrecht, der nicht genügt zu haben ihnen vorgeworfen wird. Denn hier treten die Journalisten als Hüter einer öffentlichen Moral auf, die im Sinne einer *volonté générale* argumentiert, sei sie nun Ausdruck der Staatsräson oder Ausdruck der Meinung derer, die in der Gesellschaft und den Medien jeweils gerade den Ton angeben, also all dessen, was die Amerikaner so unübertroffen *political correctness* nennen. Nicht, dass die Medien zu wenig moralisch argumentieren, ist demnach das entscheidende Problem, sondern wie sie diesen moralischen Anspruch vertreten und mit den punktuellen, empirisch erfassten Beobachtungen in Verbindung bringen.

Vom Lesen, Hören und Sehen: die Interdependenz der Medien

Dieses Meinungsbild zu bedienen, es zu ergänzen und – nach Möglichkeit auch – zu korrigieren, ist die Aufgabe des aus dem Krisengebiet ‚nach Hause' berichtenden Korrespondenten. Dabei ergänzen sich die klassischen Medien Print, Hörfunk und Fernsehen eher als dass sie sich gegenseitig kontrollieren oder korrigieren. Trotz Unterschieden in der Informationsvermittlung und Rezeption durch den Mediennutzer gilt hier so etwas wie ein heimliches Kooperationsabkommen für gegenseitige Bestätigung: Die Wahrheit liegt, so hat es den Anschein, vor allem in der intermedialen Überprüfbarkeit begründet.

Zwischen der Deutungsmacht der überregionalen Zeitungen und dem Sensationspotenzial des Bildermediums Fernsehen verteidigt der Hörfunk in solchen Situationen mit Erfolg sein Image vom zuverlässigen und rund um die Uhr flexiblen Informationsmedium, obgleich er kaum auf einen Vorsprung bei der Informationsbeschaffung setzen kann. Es ist einzig seine medienspezifische Vermittlung, bei der sich die Vorteile an Schnelligkeit und Authentizität, die die Rundfunktechnik ermöglicht, mit einer sprachlichen Kompetenz verbinden, denen auf Seiten des Hörers eine flexiblere Nutzung bei gleichzeitiger Erhöhung des reinen Informationswertes gegenübersteht. Zwischen der bildungspolitisch höher bewerteten Schriftsprache und den konsumentenfreundlicheren Bildern steht somit ein sich eher an den Erfordernissen der mündlichen Informationsweitergabe orientierendes Medium.[2]

Hinsichtlich der Funktionen, die die einzelnen Medien im Konflikt- und Krisenfall wahrnehmen, muss jedoch strikt unterschieden werden, ob Informationen aus dem Kriegsgebiet nach draußen übermittelt werden sollen, um den Rest der Welt über diese Vorgänge zu informieren, oder ob sich die Informationen von außen an die vom Krieg und den damit verbundenen Zensurmaßnahmen Betroffenen richten sollen. Hier steht der auf Kurzwelle oder per Satellit sendende Hörfunk an erster Stelle, seit einigen Jahren in Konkurrenz mit dem Medium Internet, dessen er sich aber auch selbst bedient. Diese international agierenden Medien verfügen dabei über ein Aufklärungspotential, mit dem sie sich jederzeit legitimieren können. Aus der Innensicht des Krieg führenden Landes ist und bleibt dies jedoch Propaganda.

Das Bild von heimlich vor dem Radio sitzenden Deutschen, die während der Nazizeit und des Zweiten Weltkrieges „Feindsender" hörten, um der Wahrheit näher zu kommen, hat noch heute einen hohen Symbolgehalt und steht für die Unterlegenheit eines geschlossenen, von den politisch Mächtigen instrumentalisierten Mediensystems. Auch für das Gebiet der DDR und seine Entwicklung bis hin zur Wiedervereinigung war der Einfluss westlicher Medien bedeutsam. Vom Krisengebiet Balkan weiß man, welche bedeutsame Rollen Sender wie Radio Free Europe, BBC oder Deutsche Welle gespielt haben. Sie gehörten zu den einzigen vor Ort empfangbaren Informationsmedien, die nicht der staatlichen Zensur unterlagen.

So verlegte Radio Free Europe 1994, nach Ende des Kalten Krieges, seine Sendezentrale von München nach Prag und fand ein neues Arbeitsfeld: beispielsweise mit einem neuen Informationsservice für die Länder Iran und Irak. Auch während des tschetschenischen Bürgerkriegs und der Auseinandersetzungen auf dem Balkan hatten seine Nachrichtenprogramme eine wichtige Funktion inne. Stellten sie für die Serben oft die einzige unzensierte Nachrichtenquelle dar, gab es jedoch aus dem Heimatland des Senders, den USA, durchaus Kritik wegen angeblicher Serbenfreundlichkeit. Auch die Deutsche Welle hat beispielsweise zu Beginn der kriegerischen Auseinandersetzungen im Kosovo die Sendezeit ihrer in fünf Sprachen ausgestrahlten Programme für die Balkanregion erheblich erweitert.

Problematische Informationsbeschaffung

Gleichermaßen problematisch für alle Medien bleibt jedoch die Informationsbeschaffung. Nicht nur das Korrespondentennetz der öffentlich-rechtlichen Rundfunkanstalten versagt im Kriegsfall ebenso wie die hochgelobte Satellitentechnik, wenn vor Ort niemand mehr da ist, der sie bedienen kann. Der Kriegsberichterstatter kann in einem solchen Fall nicht mehr aus unmittelbarer Anschauung berichten, sondern muss sich aus Quellen zweiter Hand informieren. CNN konnte als einziger ausländischer Sender während des Golfkrieges nur deshalb direkt aus Bagdad berichten, weil er zu diesem Zweck mit dem Irak eine Vereinbarung geschlossen hatte (was für CNN letztlich ein großer kommerzieller Erfolg gewesen ist). Auch im Kosovo-Konflikt ist bekannt geworden, dass BBC und CNN mit Belgrad verhandelt haben, um ihre Korrespondenten im Land lassen zu dürfen, während alle anderen ausgewiesen wurden. So wird zwangsläufig bei den vielen Live-Schaltungen, wie sie heute zum Standard gehören, unvollständig und unter den Bedingungen der Zensur berichtet, werden Meinungen und Einschätzungen statt Fakten wiedergegeben. Auf diese Weise wird eher der Krieg mit anderen Mitteln fortgesetzt als aus der Perspektive des der Wahrheit und nichts als der Wahrheit dienenden Beobachters gehandelt.

Im Krieg wird nicht nur aus taktischen Gründen die Unwahrheit gesagt, sondern es werden auch falsche Bilddokumente benutzt, um die Medien für eigene Zwecke zu instrumentalisieren. Dabei kommt es immer wieder zu schwer wiegenden Pannen, wenn die örtlichen Verhältnisse und der Zeitdruck eine gründliche Recherche verhindern. Massengräber ermordeter Kriegsopfer, die sich später als Fälschungen herausstellen, gehören in diesem Zusammenhang leider inzwischen zum Berichtsalltag. Jüngstes Beispiel sind die Diskussionen darüber, ob und inwieweit die NATO durch solche falschen Bilder zum Eingreifen in den Kosovo-Konflikt veranlasst worden ist, oder ob diese Dokumente von Massakern und des Völkermords lediglich zur Legitimation gegenüber der öffentlichen Meinung in den Heimatländern der NATO-Staaten gedient haben. Ein weiteres Beispiel dafür ist die Panne beim Nachrichtensender N24

(Pro-Sieben-Gruppe), der bereits in den ersten Monaten seiner Existenz (er startete seine Sendungen am 24. Januar 2000) mit einem Beitrag aus Tschetschenien, der ein vermeintliches Massengrab zeigte, in die Schlagzeilen geriet.

Die öffentlich-rechtlichen Rundfunkanstalten verweisen in solchen Fällen gerne auf ihre größere Seriosität und ihr besseres Korrespondentennetz. Aber solche Pannen kommen nicht nur im kommerziellen Fernsehen vor, das unter dem Druck der Einschaltquoten steht. So spielte bei der Berichterstattung über den rumänischen Volksaufstand, der (im Dezember 1989) zum Sturz Ceauşescus führte, ein Massengrab in Timişoara (Temesvár) eine unrühmliche Rolle, das fälschlich als Beleg für Kriegsgräuel diente. Die Bilder gingen rund um die Welt, bis RTL in seiner Sendereihe „Explosiv" (am 31. Januar 1990) aufdeckte, dass es sich bei den Leichen um Menschen gehandelt hat, die eines natürlichen Todes gestorben sind. Der seinerzeit für diese Region zuständige Auslandskorrespondent der ARD, Dagobert Lindlau (seit 1987 residierte er mit Sitz in Wien) hatte vergeblich versucht, gegen den Trend zu arbeiten. Nach heftigem Streit über die richtige Form der Rumänienberichterstattung mit seinem Heimatsender, dem Bayerischen Rundfunk, legte er noch im Dezember 1989 seinen Posten unter Protest nieder.

Lindlau hat sich später mit diesem Vorgang in einem Aufsatz kritisch auseinander gesetzt. Unter der Überschrift „Das Krankheitsbild des modernen Journalismus. Diagnose der Rumänienberichterstattung" attackiert er scharf die Tendenz zum Trend-Journalismus: „Wenn der Trend ein Ereignis negativ besetzt hat, kann man alles darüber berichten, was schlecht ist. Egal, ob es stimmt oder nicht." Trend-Journalismus sei „ein Journalismus, der die Leute happy macht, statt sie zu informieren." So wäre jeder, der im Fall Rumänien seinerzeit nicht dem erwarteten Trend nachgegeben hätte, sogleich „der Komplizenschaft mit Ceauşescu verdächtigt" worden.[3] Seine Feststellungen gelten natürlich für alle Medien, aber wegen des höheren Aufmerksamkeitswertes und des stärkeren Sensationalisierungs- und Emotionalisierungspotentials der Bilder treffen diese Vorwürfe vor allem das Medium Fernsehen.

Vom Vietnam-Trauma zum Golfkrieg

Den Ohnmachtsgefühlen der Journalisten, die sich missbraucht und instrumentalisiert fühlen, stehen im Kriegs- und Krisenfall häufig ebenso negative Einstellungen von Politikern gegenüber, die den Medien verantwortungsloses und staatsfeindliches Handeln vorwerfen. Viele Amerikaner sind beispielsweise davon überzeugt, den Vietnamkrieg (der nach rund dreißig Jahren 1975 mit der Eroberung Saigons durch nordvietnamesische Truppen ein Ende fand) auch deshalb verloren zu haben, weil man die Entwicklung der öffentlichen Meinung via Medien nicht unter Kontrolle gehabt habe. Das amerikanische Vietnam-Trauma besteht im Kern darin, dass erstmals im Zusammenhang der Tet-Offensive des Vietcong (die militärisch gesehen nicht sehr erfolgreich gewesen sein soll) im amerikanischen Fernsehen Amerikaner als Opfer gezeigt wurden und damit ein Umschwung in der öffentlichen Meinungsbildung der

US-Gesellschaft eingeleitet wurde. Daraus entwickelte sich eine Dolchstoßlegende, die den Medien die Schuld am verlorenen Krieg gab.

Beim Vietnamkrieg waren es aber nicht nur die Bilder des amerikanischen Fernsehens, die zu einer Veränderung des Meinungsklimas in den USA und anderswo beitrugen. Vieles spricht dafür, dass die Bilder nur einen bereits einsetzenden Meinungsumschwung bedienten und auf diese Weise beschleunigten und verstärkten.

Das amerikanische Vietnam-Trauma ist auch verantwortlich für die rigorose Medienpolitik des amerikanischen Militärs während des zweiten Golfkriegs (1990/91). Es diente zur Rechtfertigung der massiven Gängelung der Medien. Kriegsberichterstattung durch die Medien, vor allem durch das Fernsehen, war Teil der militärischen Strategie am Golf. Doch ist der Vietnamkrieg trotz der großen Nachwirkungen, die er in der Mediendiskussion bis heute gehabt hat, ein ziemlich ‚altmodischer‘ Krieg gewesen: Es gab noch keine Direktverbindung via Satellit, die schnelle Übertragungswege für das Fernsehen erst möglich macht, so dass nur mit großer Zeitverzögerung über die kriegerischen Auseinandersetzungen im weit entfernten Heimatland berichtet werden konnte. Außerdem standen sich hier noch West und Ost als Machtblöcke gegenüber und kämpften um eine Vormachtstellung der politischen Systeme.

Der Golfkrieg war der erste ‚moderne‘ Krieg nach dem Zusammenbruch des Ostblocks; die Konfliktparteien ließen sich nicht mehr nach dem West/Ost-Schema in Gute und Böse gegenüberstellen. Ein neues Feindbild musste aufgebaut werden, in diesem Fall in Gestalt des irakischen Führers Saddam Hussein. Eine neue Qualität der Berichterstattung brachten zudem die Liveübertragungen des US-Nachrichtenkanals CNN aus Bagdad. So wurde der Konflikt teilweise in „Echtzeit" ins Wohnzimmer übertragen. Diesen Begriff hat Paul Virilio geprägt, der sich in seiner 1991 unter dem Titel „L'écran du désert" in Frankreich erschienenen Schrift kritisch mit dem Golfkonflikt auseinander gesetzt hat. Für Virilio bedeutet dieser Krieg eine „historische Katastrophe"; es sei „die Zurschaustellung eines Krieges, der weniger wegen der Größe seiner Front ein Weltkrieg ist, als vielmehr durch seine unmittelbare Übertragung in alle privaten Haushalte." Und er kommt zu dem resignativen Schluss: „Nach dem Zeitalter der Zensur und der Propaganda ist jetzt die Zeit der strategischen Desinformation und der Meinungsmanipulation angebrochen."[4]

Denn bei dem Krieg der Bilder geht es nicht mehr nur um eine gelungene oder misslungene Übermittlung von Kriegseindrücken, sondern mit der Liveübertragung erhält auch ein geografisch weit entfernt stattfindender Krieg eine große Nähe und Unmittelbarkeit. Jedes lokale Ereignis kann so zum Weltkrieg mutieren, abhängig davon, ob und wie sich das Fernsehen dieses Ereignisses jeweils annimmt. Des Weiteren ist es die Globalität der Bilder, welche von international arbeitenden (überwiegend amerikanischen) Agenturen rund um die Welt geschickt werden, die jeden regionalen Konflikt zum Weltkrieg machen können. Ob ein solcher Konflikt regional bleibt oder nicht, bestimmen die Medien, indem sie ihn thematisieren oder nicht. Der Krieg wird dann nicht mehr nur durch militärische Handlungen vor Ort entschieden, sondern über Sieger und Besiegte entscheidet auch die Parteinahme durch die Medienberichterstatter.

Macht und Ohnmacht der Bilder

Die besseren technischen Möglichkeiten zur Liveberichterstattung fügen sich nahtlos ein in einen regelrechten Doku-Boom, der vor allem von den kommerziellen Fernsehveranstaltern seit geraumer Zeit forciert wird. Der reicht von Reality-TV, Event-Fernsehen mit der direkten Liveschaltung zu den Katastrophen des menschlichen Alltags, unzähligen Doku-Soaps, bis hin zu Projekten à la „Big Brother". Aber diese Entwicklung hat im Grunde genommen schon viel früher eingesetzt: Bereits in den 70er-Jahren kam die O-Ton-Produktion auch für den fiktionalen Bereich des Hörfunks in Mode, deren ästhetischer Reiz gerade in dem Spiel zwischen dem Fiktionalen und dem Nichtfiktionalen liegt. Ebenso hat lange vor den Privaten das öffentlich-rechtliche Fernsehen mit solchen Formen experimentiert und darüber hinaus die Grenzen zwischen Unterhaltung und Information bewusst fließend gemacht (Talkshows und Infotainment). Entwicklungen dieser Art beeinflussen aber entschieden die Realitätswahrnehmung des Medienkonsumenten wie das professionelle Know-how der Journalisten. So ist Kriegsberichterstattung zwar etwas völlig anderes, aber man kann über sie eigentlich nicht mehr diskutieren, ohne die gegenwärtige Konjunktur der zu bloßen Unterhaltungszwecken eingesetzten Dokumentarfilmtechnik mit zu bedenken.

Doch sollte man sich davor hüten, in diesem Zusammenhang einen Bildermythos zu kreieren. Die Macht der Bilder entpuppt sich bei näherer Betrachtung immer wieder als oberflächliche Täuschung. Sie bedienen eher einen Trend als dass sie ihn steuern und initiieren. Es gab während des Golfkrieges beispielsweise in der Bundesrepublik öffentliche Proteste mit eingängigen Slogans („Kein Blut für Öl") gegen diesen Krieg und die mögliche Beteiligung deutscher Soldaten daran, die die Fernsehberichterstattung beeinflussten. Schon kurz nach Beendigung des Golfkrieges begannen nicht nur die kriegerischen Auseinandersetzungen in Bosnien, sondern auch die Diskussionen in den Medien der Bundesrepublik um den Einsatz von UN- und NATO-Truppen in solchen Krisengebieten. Beim Kosovo-Konflikt, acht Jahre später, gab es dann ein überwiegend positives öffentliches Meinungsbild für einen Einsatz der NATO unter Beteiligung der deutschen Bundeswehr. In der gesamten Auseinandersetzung über die Vorgänge im ehemaligen Jugoslawien war es aber vor allem die Presse in Gestalt einiger überregionaler Zeitungen (wie der „Frankfurter Allgemeinen"), die dabei den Ton angaben.[5] Insbesondere bezüglich des Kosovokrieges ist die Erinnerung noch allgegenwärtig an diese überwiegend mit politischen und moralischen Argumenten geführte Medienkampagne für eine militärische Intervention der NATO, der sich niemand entziehen konnte.

Der Krieg in Echtzeit, wie Virilio den Golfkrieg beschrieben hat, benennt zwar durchaus zu Recht eine neue Qualität in der Kriegsberichterstattung, aber es wäre vorschnell, daraus den Schluss zu ziehen, diese sei von vornherein auch die jeweils wirksamste, was die Steuerung des Meinungsklimas betrifft. So hat Karl Prümm darauf aufmerksam gemacht, dass dieser Golfkrieg eigentlich doch ein „bilderloser Krieg" gewesen sei, denn die entscheidenden Kämpfe wurden nicht gezeigt. Dagegen habe es während des Krieges in Bosnien „eine Überfülle von Schreckensbildern der Nähe" gegeben.[6] Das Kosovo wiederum war während des NATO-Einsatzes (März bis Juni 1999) für Journalisten gesperrt. Als Quellen für die Berichterstattung blieben zunächst nur die Bilder von den Flüchtlingsströmen und die Pressekonferenzen der NATO in Brüssel. Die NATO lieferte vor allem Luftaufnahmen und vermittelte den Krieg aus dieser Perspektive an die Medien; die Bilder von der gegnerischen, serbischen Seite dagegen zeigten den Krieg aus der Perspektive vom Boden.[7] Wegen der Beteiligung der Bundeswehr am NATO-Einsatz im Kosovo dominierten in der Berichterstattung in Deutschland außerdem zunehmend nationale und innenpolitische Gesichtspunkte.

Dokumente und Argumente

In der Berichterstattung über den Tschetschenien-Konflikt findet dagegen Karl Prümm viele Bilder aus der Nähe der Opfer vor und bemerkt trotzdem eine gewisse Wirkungslosigkeit der Bilder. „Das blanke Elend, das hier offenbar wird", sei nicht mehr vermittelbar, vermutet Prümm.[8] Aber das könnte auch daran liegen, dass es in der Bundesrepublik bis heute noch nicht zu dieser Form der moralischen ‚Aufrüstung' gekommen ist, wie wir es im Balkan-Konflikt erlebt haben. In einem solchen Fall bleiben offensichtlich auch die eindringlichsten Bilder bezüglich ihres Einflusses auf die öffentliche Meinungsbildung wirkungslos. Hier erweisen sich die viel beschworenen mächtigen Fernsehbilder gegenüber einer Politik, die den Tschetschenien-Konflikt nicht als internationale Angelegenheit wahrnehmen will, als durchaus ohnmächtig.

Authentizität verbindet sich in unseren Vorstellungen immer inniger mit Bildern vom Geschehen, obwohl sie häufig nur die Illusion von Augenzeugenschaft bieten. Der Eindruck von Unvermitteltheit und Gleichzeitigkeit – „History as it happens" lautet der vielzitierte Ausspruch des CNN-Gründers Ted Turner – ‚erschlagen' den Medienkonsumenten und machen ihn sprachlos. Dass auch das „maximal authentische Bild … immer schon in einem symbolischen und narrativen diskursiven Rahmen funktioniert", hat Jürgen Link in einem Aufsatz beschrieben.[9] Solche „Rahmen" beschreibt Link als „mittlere Geschichten", die den Kontext abgeben, in denen die Bilder ihre Bedeutung erhalten. Eine solche Geschichte (die Bezeichnung „mittlere" soll sie gegenüber großen Universaldeutungen abgrenzen) stelle beispielsweise die These eines „von den Serben feige geführten Krieges gegen die Bosnier" dar. Zwischen ihr und den gezeigten Schockbildern bestehe in der Kriegsberichterstattung der Massenmedien eine enge Symbiose: „Insbesondere die Massaker-Bilder fordern zu extremer, uneingeschränkter und handlungsbereiter Parteinahme für die gute gegen die schlechte Seite der zugrunde liegenden mittleren Geschichte auf. Sie geben der Parteinahme das bestmögliche Gewissen."[10]

Einen anderen, aber verwandten theoretischen Ansatz verfolgt Knut Hickethier, wenn er danach fragt, warum bestimmte Themen in den Medien bedient werden müssen, auch wenn keine neuen Informationen vorliegen. In einer „Narrationstheorie der Nachricht" erklärt Hickethier diesen Vorgang wie folgt: Meldungen, die nichts Neues enthalten, hätten die Funktion, „den Erzählfluss aufrecht" zu halten und zu „signalisieren, dass diese Erzählung auch weiterhin bedeutend sei, auch wenn sich gerade nichts ereignet."[11] So gehöre es zu den Aufgaben der Informationsmedien, bestimmte Themen in der öffentlichen Debatte zu halten, um ihrer Aufklärungs- und Informationspflicht gegenüber den Zuschauern nachkommen zu können. Auch die Bilder seien wesentliche Bestandteile dieser „Nachrichtenerzählung", denn erst durch den verbalen Text erhielten sie „Richtung und Deutung."[12] Nicht die Nachricht als Einzelne entscheide über die Glaubwürdigkeit des Mediums, sondern der durch die jeweilige Erzählform gewählte Rahmen, was Selektion, gar Manipulation und Fälschung einzelner Fakten zugunsten der ‚richtigen' Erzählung begünstige.

Weil die Ressource Information im Kriegs- und Krisenfall immer knapp ist (zensiert und quasi rationiert wird), das Informationsbedürfnis aber in solchen Situationen besonders groß ist, werden die Leerstellen mit Meinung gefüllt und das Gerücht wird zum bestimmenden Element in der Berichterstattung. Punktuelle Einzelbeobachtungen, oft dem Zufall unterworfen, werden unzulässig verallgemeinert und als Belege für generalisierende Aussagen benutzt. Zur Täuschung des Medienkonsumenten, der nicht merken soll, wie wenig echte Informationen zu haben sind, wird das Ereignis mit medialen Mitteln inszeniert: beispielsweise als Liveberichterstattung oder durch Dramatisierung der Vorgänge, die – wenn sie schon nicht informieren können – wenigstens spannende Unterhaltung bieten sollen. Da die elektronischen Medien mit ihrem weitgehend seriellen Charakter über eine Vielzahl fester Programmschemata verfügen, in denen noch die größte Unordnung der Welt wohl geordnet übermittelt werden kann, müssen diese Sendeplätze auch dann bedient werden, wenn keine neuen Informationen vorliegen.

Im Rückblick auf diese Zeit bleibt daher nicht nur festzustellen, dass der damals in vielen Medien zur Rechtfertigung dieses Militäreinsatzes prognostizierte Erfolg vielfach ausgeblieben ist, sondern es ist auch festzuhalten, dass es gerade nicht die moderne Medientechnologie war (wie von Virilio heraufbeschworen), die den größten Einfluss auf das Meinungsklima in der Bundesrepublik ausgeübt hat. Den größten Anteil an dem Erfolg dieser Medienkampagne zugunsten des Kosovo-Einsatzes hatte die mit dem ‚alten' Medium Wort arbeitende Presse.

Medienfreiheit auf dem Prüfstand

Freiheit und Unabhängigkeit von Presse und Rundfunk, die in westlichen Demokratien als ein sehr hohes Gut angesehen werden, werden jedes Mal in Frage gestellt, wenn über Kriege berichtet wird. Zu offensichtlich sind in solchen Fällen aufgezwungene und selbst gewählte Einschränkungen und Abhängigkeiten der Berichtsmöglichkeiten, die dann immer wieder (vor allem im Nachhinein) für Katerstimmung sorgen. Bei einem Verständnis von Presse und Rundfunk als Propagandainstrumente, wie es in

Diktaturen vorherrscht, gibt es in dieser Hinsicht keinerlei ideologische Bauch-schmerzen. Kriegsberichterstattung führt dagegen in demokratischen Gesellschaften immer wieder zu einem Vertrauens- und Autoritätsverlust bei den Medien. Hier steht häufig – egal, wer den Konflikt militärisch oder politisch gewinnt – die Presse- und Rundfunkfreiheit im westlichen Sinn auf der Verliererseite.

Aber Krisen- und Kriegsberichterstattung ist kein publizistischer Ausnahmefall, sondern fester Bestandteil der aktuellen Berichterstattung. Sie findet sich regelmäßig im Programm wieder, nur die Schauplätze, von denen berichtet wird, wechseln. Sie ist somit Teil des journalistischen Berufsalltags und macht deshalb eine grundsätzliche Einstellung gegenüber der Darstellung von Krieg und Gewalt in den Medien erforder-lich. In vielen Rundfunkgesetzen steht daher die Verpflichtung, sich für den Frieden einzusetzen. Weder im Libanon, wo der Bürgerkrieg bereits 1991 sein offizielles Ende gefunden hat, noch in der Golfregion, noch auf dem Balkan ist inzwischen der Frieden wieder völlig hergestellt worden. Das können, so hat es sich gezeigt, Militäraktionen allein nicht leisten, aber auch die Medien nicht.

Auf den „Mainzer Tagen der Fernseh-Kritik" von 1986, die unter dem Rahmen-thema „Gewalt in der Welt – Gewalt im Fernsehen" standen, hatte sich der Psychiater und Aggressionsforscher Friedrich Hacker mit dem Argument der Medienkritiker auseinander gesetzt, Gewalt dürfe nur gezeigt werden, wenn sie gerechtfertigt sei.[13] Er argumentierte dagegen: „Das Entscheidende an der Darstellung der Gewalt im Fernsehen ist nicht, wie brutal das ist oder wie realistisch, unrealistisch oder sadistisch eine Szene ist, sondern wie gerechtfertigt sie erscheint. … Wenn es uns also gelingt, unsere Aggression als Verteidigungsaggression zu beschreiben und zu erleben, ver-schwindet sie als Aggression aus unserem Bewusstsein. … Hier ist entscheidend, dass die Medien nicht die Brutalisierung der Gewalt fördern, sondern regelmäßig und sozusagen berufsmäßig die Gewalt des einen rechtfertigen und die der anderen als Angriffsgewalt denunzieren."[14]

Wenn man diese These auf die Problematik der Kriegsberichterstattung anwendet, gerät die Diskussion in ein schwieriges Fahrwasser. Denn immer wieder wird gerade hier Gewalt als Verteidigungsgewalt gerechtfertigt und damit zweifellos die Hemm-schwelle gegenüber Gewalt heruntergesetzt. Es ist eben nicht die fehlende moralische Rechtfertigung, welche die Berichterstattung im Krisen- und Kriegsfall bedenklich macht, sondern eine falsche Form der Moralisierung, die problematisch ist. Es ist nicht die zu geringe emotionale Betroffenheit, die den Medien vorgeworfen werden kann, sondern die falsche Form von Emotionalisierung, die Aggressionen schürt, statt einen Beitrag zum Frieden zu leisten. Diese moralische Funktion der Medien ist auch deshalb heute wichtiger geworden als in früheren Zeiten, weil die öffentliche Meinungsbildung innerhalb der einzelnen sozialen Gruppen immer weniger über institutionelle Bindungen erfolgt als vielmehr über von den Medien gesetzte Themen, die gerade „in" sind. An dem Für und Wider scheiden sich die Geister, wobei die Fraktionenbildung oft quer durch alle gesellschaftlichen Gruppen geht.

Keine Patentrezepte

Ein weiterer an die Moral appellierender Vorwurf ist der, die Medien und insbesondere das Fernsehen kümmerten sich immer wieder viel zu spät um die Konflikte und würden deshalb mitschuldig an deren Grausamkeit und Verletzung der Menschenrechte. Das war ein wichtiges Argument in der Diskussion um den Somalia-Konflikt (Intervention der UN-Truppen vor laufenden Kameras im Dezember 1992) und die Berichterstattung darüber gewesen. Dieser Vorwurf stelle eine Überforderung der Medien dar, findet dagegen Dietrich Leder: „Wenn denn der Fernsehjournalismus tatsächlich diese ungeheuren Effekte besäße, dann wäre er, sobald er sich dessen bewusst würde, sofort handlungsunfähig. … Die einen solchen Vorwurf erheben, leiden an derselben Überschätzung des Berufsstandes der Fernsehjournalisten wie diese mitunter selbst."[15] Denn wer bestimmt, welche Konflikte relevanter sind als andere – die Moral, die Außenpolitk oder die Ökonomie? –, da die Medien allein aus pragmatischen Gründen nicht überall zugleich sein und über alles Leid der Welt aktuell berichten können. Solche Ansprüche an die Medien stellen zweifellos eine ungerechtfertigte Verlagerung politischer Verantwortlichkeiten dar, aber dort, wo die Politik versagt, sollten die Medien dennoch nicht wegschauen. Jede Katastrophe, die durch das Engagement der Medien gemildert werden kann (auch dann noch, wenn diese sich erst sehr spät einschalten), ist dafür ein Beispiel.

Aus einem anderen, ebenso tief moralischen Gesichtspunkt heraus hat Peter Glotz in einem Artikel für das Wochenblatt „Die Zeit" vom 10. September 1993 ein zu spätes Engagement der Medien beklagt.[16] Mit Blick auf den Bosnienkrieg spricht er von einer „Verkennung der unglaublichen Bedeutung von Information und Kommunikation in Völkermischzonen". Der Westen hätte „frühzeitig in die Kommunikationsprozesse dieser Region intervenieren" müssen, um die systematische Aufhetzung der Serben gegen Kroaten, Bosnier und Albaner durch das Milošević-Regime zu verhindern: „Eine rechtzeitige Medien-Intervention wäre unblutiger, billiger und wirksamer als Embargos, Blauhelme oder Flächenbombardements." Man solle unbedingt „der emotionalen Mobilmachung von ganzen Völkern entgegenwirken", fordert Glotz mit Recht. Aber auch hier gilt bei allem Respekt vor der moralischen Integrität dieses Vorschlags: Ist es nicht eine Überforderung, von den Medien eine solche „Intervention"(!) zu verlangen? Wie soll man sich konkret die politische Umsetzung dieses Anspruchs unter den Vorgaben der Presse- und Rundfunkfreiheit vorstellen?

Es gibt keine Patentrezepte. Was bleibt, ist die Forderung an die Medien, für die Folgen ihres Tuns Verantwortung zu zeigen. So steht die grundgesetzlich garantierte Medien- und Informationsfreiheit zur ethischen Verantwortung gegenüber den Folgen in einem vergleichbaren Spannungsfeld, wie die Wissenschafts- und Forschungsfreiheit. Die neuen Medientechnologien und die weit fortgeschrittene Kommerzialisierung im Rundfunk haben zwar neue Probleme geschaffen und die alten dabei noch verschärft, doch niemand sollte sich darin täuschen, dass der journalistische Umgang mit Kriegen und Konflikten in der Berichterstattung ein ethisches Problem ist, das nicht von der argumentativen Ebene auf die einer zuvor ideologisierten Bilderwelt des modernen Fernsehjournalismus verlagert werden sollte.

Anmerkungen

1 Vgl. Deklaration der UNESCO über die Rolle der Massenmedien, verabschiedet auf der 20. Vollversammlung 1978 in Paris; ebenso den Abschlussbericht der so genannten MacBride-Kommission mit der Forderung nach einer neuen Weltinformationsordnung, vorgelegt auf der 21. Vollversammlung 1980 in Belgrad, veröffentlicht unter dem Titel „Viele Stimmen – eine Welt. Kommunikation und Gesellschaft – heute und morgen". Konstanz 1981.

2 vgl. dazu Waldemar Schmid (1999): Nichterklärung oder Wie sich der Krieg einschlich. Eindrücke von der Radio-Berichterstattung über den Jugoslawien-Konflikt. In: Funkkorrespondenz, 47. Jahrg., Nr. 13–14; desgl. Berichte über einen Workshop der Bundeszentrale für politische Bildung im Mai 1999 zum Thema „Aktuelle Probleme der Kriegsberichterstattung im Hörfunk" in epd medien (Hans-Jürgen Krug [1999]: „Alle Nachrichten sind falsch", Nr. 37) und der Funkkorrespondenz (Waldemar Schmid [1999]: Neben Kriegslärm und Kampf der Bilder: Das Wort, Nr. 20).

3 Dagobert Lindlau (1990): Das Krankheitsbild des modernen Journalismus. Diagnose am Beispiel der Rumänienberichterstattung. In: Rundfunk und Fernsehen, 38. Jahrg., Nr. 3, S. 430–436, hier S. 430.

4 Paul Virilio (1997): Krieg und Fernsehen. Frankfurt am Main, S. 41, 155.

5 Peter Glotz fragt in der „taz" vom 22. August 1992: „Wie kommt es in einem unbestreitbar freien Land, in dem über die meisten Fragen kontrovers informiert wird, gerade bei der Jugoslawien-Berichterstattung zu einer fast ehern durchgehaltenen nachrichtenpolitischen Linie?" und verweist als Antwort auf die Artikel von Johann Georg Reißmüller in der „Frankfurter Allgemeinen Zeitung". Siehe auch Peter Glotz (1994): Die deutsche Lesart. Vorläufige Bemerkungen über Krieg und Medien am Beispiel der bosnischen Tragödie. In: ders.: Die Falsche Normalisierung. Die unmerkliche Verwandlung der Deutschen 1989–1994. Essays. Frankfurt am Main, S. 117–123.

6 Karl Prümm (1999): Wo ist die Wahrheit? Der Kosovo-Krieg und die Medien. Ein Rückblick. In: epd medien, 52. Jahrg., Nr. 72, S. 4–10.

7 Vgl. dazu auch das sich mit der Berichterstattung über den Balkan-Krieg beschäftigende Buch von Paul Virilio (2000): Information und Apokalypse. Die Strategie der Täuschung. München.

8 Karl Prümm (2000): Vom Wegschauen. Der Tschetschenien-Krieg im Fernsehen. In: epd medien, 53. Jahrg., Nr. 18, S. 3–6.

9 Jürgen Link (2000): „Diese Bilder!" – Über einige Aspekte des Verhältnisses von dokumentarischen Bildmedien und Diskurs. In: Adi Grewenig/Margret Jäger (Hrsg.): Medien in Konflikten. Holocaust – Krieg – Ausgrenzung. Duisburg, S. 239–251, hier S. 243.

10 Link (wie Anm. 10), S. 247.

11 Knut Hickethier (1997): Das Erzählen der Welt in den Fernsehnachrichten. Überlegungen zu einer Narrationstheorie der Nachricht. In: Rundfunk und Fernsehen, 45. Jahrg., Nr. 1, S. 5–18, hier S. 12.

12 Hickethier (wie Anm. 12), S. 15.

13 Friedrich Hacker (1988): Gewalt in der Welt. Ursache – Formen. In: Hans Robert Eisenhauer/
Heinz-Werner Hübner (Hrsg.): Fernseh-Kritik. Gewalt in der Welt – Gewalt im Fernsehen.
Mainzer Tage der Fernseh-Kritik Band 19. Mainz, S. 17–28, hier S. 19 f.

14 Erneut aufgegriffen wurde diese Problematik auf den „Mainzer Tagen der Fernseh-Kritik"
vom 15./16. Mai 2000, die unter dem Rahmenthema „Krieg mit Bildern" standen. Aus diesem
Anlass veröffentlichte die „Funkkorrespondenz" einen Artikel der Verfasserin, der die
Grundlage für den vorliegenden Aufsatz bildete. Vgl. Brigitte Knott-Wolf (2000): Was macht
das Fernsehen mit dem Krieg? Ein Medium zwischen Macht und Ohnmacht. In: Funkkorrespondenz, 48. Jahrg., Nr. 19–20, S. 3–9.

15 Dietrich Leder (1993): Somalia als Prüffeld für den Journalismus. Eine Betrachtung über die
TV-Karriere eines Themas. In: Funkkorrespondenz, 41. Jahrg., Nr. 37, S. 1–6, hier S. 2.

16 Abgedruckt in Peter Glotz (1994): Der Wahrheit eine Waffe. Plädoyer für eine Medien-
intervention in den jugoslawischen Krieg. In: ders.: Die falsche Normalisierung. Die unmerkliche Verwandlung der Deutschen 1989 bis 1994. Essays. Frankfurt am Main, S. 124–132.

Martin Löffelholz

Neue Schlachtfelder – alter Journalismus?

Bedingungen und Konsequenzen der Kriegskommunikation im Zeitalter globaler Public Relations

1. Der Streit: Wie wirklich ist der „Medienkrieg"?

Kriege werden (auch) durch Kommunikation entschieden. Das wusste der römische Feldherr Gaius Julius Caesar, der seine Überlegungen in den „Commentarii de bello gallico" dokumentierte. Das wusste auch der unter Politikern wie Politologen zu Ansehen gekommene General von Clausewitz, dem klar war, dass Kriegführung und Medienberichterstattung miteinander in Beziehung stehen: Er vertrat die These, dass Napoleon seine Siege nicht nur einer militärischen Überlegenheit verdankt, sondern auch der Begeisterung des Volkes, die medial geweckt und verändert werden kann (vgl. Kunczik 1995: 91 f.). Insgesamt widmete er sich dem Thema jedoch nur am Rande. Gerade zwei der mehr als 700 Seiten des 1832, also ein Jahr nach seinem Tod, publizierten Textfragments „Vom Kriege" setzen sich mit den „Nachrichten im Krieg" auseinander. Ansonsten beschäftigte sich der General lieber mit der „Verteidigung von Morästen" oder der „Verteidigung eines Kriegstheaters, wenn keine Entscheidung gesucht wird" (Clausewitz 1999: 488, 558). Das ist freilich nicht erstaunlich, beruhte doch das Wissen über die Relevanz von Medien und Kommunikation für die Gesellschaft bis weit ins 20. Jahrhundert hinein primär auf Vermutungen.

Zwischen der Verteidigung von Morästen zu Clausewitz' Zeiten und einem Krieg der Moderne bestehen gravierende Unterschiede – nicht zuletzt befördert durch die rasante Weiterentwicklung und Diffusion neuer Informations- und Kommunikationstechnologien (vgl. Löffelholz 1993). Im zweiten Golfkrieg, 1991, führte die kommunikationstechnologische Hochrüstung dazu, dass einige so genannte Medienphilosophen behaupteten, der Krieg sei ein „Medienkrieg", ein „virtueller Krieg", der in einer künstlichen medialen Wirklichkeit stattfinde und keine Aussagen über den realen Krieg ermögliche (vgl. Virilio 1991). Apologeten des „telematischen Krieges" (Weibel 1991) meinten, den Krieg ohne Körper entdeckt zu haben, in dem Automaten Automaten bekämpften (vgl. Baudrillard 1991). Aus dieser Einsicht in die Technisierung und Mediatisierung des Krieges zog Baudrillard den – später auch von Virilio (1993) kritisierten – Schluss, der zweite Golfkrieg habe nur virtuell stattgefunden, der Krieg sei nur das, was die Medien aus ihm machten.

Dieser zynischen Position, welche die Wirklichkeit des Todes verachtet, folgt dieser Beitrag keineswegs. Selbstverständlich gibt es eine Realität des Krieges: Im Krieg wird gestorben – auch Journalisten sterben. Zum Verständnis des Krieges in der Mediengesellschaft ist es gleichwohl bedeutsam, den konstruktivistischen Charakter medialer Beobachtung zu berücksichten. Denn was wir über Kriege wissen, basiert zunehmend, oft sogar ausschließlich, darauf, wie der Krieg von Medien als Institutionen und von Journalisten als Individuen recherchiert, selektiert und präsentiert wird. Moderne Kriege können daher als mediatisierte Kriege bezeichnet werden: Die Spielregeln der Mediengesellschaft prägen nicht nur unser Bild vom Krieg, sondern auch den Krieg selbst. Mit brutalen Konsequenzen: Spätestens wenn gefangene Soldaten erschossen werden, weil Journalisten anwesend sind, wird aus dem Thema „Medienkrieg" das Thema „Kriegsmedien".

Entgegen landläufiger Vorstellungen „transportieren" Medien also keine Informationen, sondern der Journalismus, auch der Kriegsjournalismus, entwirft Modelle der Wirklichkeit – und zwar nach seinen eigenen Regeln, Routinen und Ritualen. Der moderne Journalismus operiert in einem hohen Maß selbstbezogen (vgl. Löffelholz 2000). Die mediale Wirklichkeit des Krieges ist also nicht als Abbild des Krieges misszuverstehen, sondern als Modell zu begreifen, das auf den Konstruktionsregeln von Medien beruht. Ereignisse werden so zu Nachrichten und liefern damit selbst Anlässe zur Wirklichkeitskonstruktion der Rezipienten. Diese Grundposition leugnet die bittere Realität des Krieges nicht, erweitert die Perspektive aber von „Was-Fragen" zu „Wie-Fragen". Es geht nicht mehr nur um die Frage: „Was wird berichtet?", sondern auch um die Frage: „Wie wird berichtet?" Also: Wie entstehen Nachrichten und Berichte über den Krieg? Wie entstehen unsere Kenntnisse, unsere Vorstellungen vom Krieg?

2. Der Trend: Verliert der Journalismus im Krieg seine Identität?

Mit der Industrialisierung und der wachsenden Notwendigkeit, Güter weiträumig und schnell zu verteilen, nahm der Bedarf an Kontrolltechnologien zu, die mittels Informationsverarbeitung den Warenaustausch steuern und kontrollieren. Auch die zunehmenden Interdependenzen sozialer Systeme führten zu einer größeren Kommunikationsdichte: Um den in der Weltgesellschaft wachsenden Integrationsbedarf sozialer Systeme zu bewältigen, entstand das moderne Mediensystem, das gravierende Leistungssteigerungen für die Gesellschaft bewirkte und gleichzeitig zu weiteren Leistungssteigerungen des Kommunikationssystems führte. Insofern kann die moderne Gesellschaft als Mediengesellschaft konzeptualisiert werden: Politik, Militär und alle übrigen sozialen Systeme müssen ihre Spielregeln akzeptieren, wollen sie gesellschaftlich – das heißt: medial – erfolgreich sein. Akzeptieren sie freilich die Regeln der Mediengesellschaft, wächst die Wahrscheinlichkeit, dass sie tatsächlich medial „erfolgreich" sind.

Wie also operieren Medien im Krieg? Welche Relevanz besitzen Kriege für den Journalismus? Für Journalisten sind Kriege in erster Linie ein Thema – ein Thema, das öffentliche Aufmerksamkeit sammeln soll und auf diese Weise integrierend wirken kann. Kriege sind gleichzeitig Themen, die mit anderen Themen konkurrieren. Zwar zeigt die empirische Forschung, dass Journalisten Krisen, Konflikte und Kriege – im Vergleich zu anderen Themen – für überdurchschnittlich relevant halten, weil Kriege eine Vielzahl der medialen Kriterien erfüllen, die aus Ereignissen Nachrichten machen (vgl. Löffelholz 1993, 1995). Aber das gilt nicht für jeden Krieg. Um ein Beispiel zu geben: Was weiß die deutsche Öffentlichkeit am Beginn des 21. Jahrhunderts über den langjährigen Krieg im Kongo? Wer die Kriegsparteien sind? Worum es dabei geht? Wie viele Menschen in diesem Krieg bisher starben?

Ob ein Krieg als berichtenswert eingestuft wird (oder unsichtbar und unbeobachtbar bleibt), hängt von einer Vielzahl von Faktoren ab: vom Grad der Betroffenheit des eigenen Landes, von der Beteiligung so genannter Elite-Nationen, von der Möglichkeit von Anschlusskommunikation an berichtete Ereignisse im Inland, vom Grad der Überraschung, von der kulturellen, politischen oder ökonomischen Distanz. Außerdem werden durch das politisch-militärische Management von Kriegen Informationen verknappt und damit die journalistische Aufmerksamkeit für kriegerische Konflikte zusätzlich erhöht (vgl. Löffelholz 1995: 175). Im Zeitalter der Bildschirmmedien kommt ein weiteres Spezifikum medialer Kommunikation hinzu: die Visualisierbarkeit von Ereignissen. Der Krieg als Thema des Fernsehens, etwa während des Vietnam-krieges, veränderte die Kriegsberichterstattung nachhaltig und grundsätzlich: Mit dem Fernsehen wechselte die Darstellung von diskursiv zu präsentativ, von der Analyse des Krieges zur Reportage im Krieg.

In der Mediengesellschaft ist ein Krieg ohne Bilder ein Krieg ohne Öffentlichkeit. Umgekehrt gilt: Ein visualisierter Krieg wird mit größerer Wahrscheinlichkeit in den Medienprozess eingespeist, intensiver medial wahrgenommen und besitzt damit – friedenspolitisch betrachtet – eine größere Wahrscheinlichkeit, Teil des globalen politischen Prozesses beispielsweise in den Vereinten Nationen zu werden.

Nicht nur der Relevanzgewinn des Fernsehens hat die Beziehungen zwischen Militär und Medien in den vergangenen Jahrzehnten gravierend verändert. Auch die Ökonomisierung, Transnationalisierung und Beschleunigung publizistischer Prozesse haben das ambivalente Verhältnis der beiden sozialen Systeme auf eine andere Grund-lage gestellt. So führt die wachsende Ökonomisierung des Mediensystems, also die zunehmend stärkere Orientierung publizistischer Entscheidungen an ökonomischer Rationalität, zu einer partiellen Entertainisierung der journalistischen Beobachtung von Kriegen und Krisen. Kriege werden auf Ereignisse reduziert, die sich innerhalb des Programmumfeldes und im Wettbewerb mit anderen Sendern „verkaufen" lassen müssen. Das hat weitreichende Konsequenzen: Wenn Nachrichten über Kriege und Krisen genauso behandelt werden wie „Glücksrad"-Sendungen, läuft der Journalismus Gefahr, seine Identität zu verlieren.

Mit der Kommerzialisierung der Medienkommunikation eng verbunden ist eine Entgrenzung nationaler Medienabsatzmärkte: Medienorganisationen agieren zuneh-mend transnational, Medienangebote werden über nationale Grenzen hinaus verbreitet. Allein die Existenz eines globalen öffentlichen Kommunikationssystems verändert die

Qualität sicherheitspolitischer Handlungen: Die Neustrukturierung der internationalen Kommunikation erweitert die Außenpolitik um ein neues Konfliktfeld, neue Erwartungen über die Rolle von Kommunikation im Krieg und für den Frieden werden geschaffen, und neue Erwartungsstrukturen in Form von Propagandaapparaten und Kriegsberichterstattung institutionalisiert. CNN gilt vielen dabei als Sinnbild und Perspektive einer globalisierten und kommerzialisierten Mediengesellschaft. Mit der Globalisierung von Kommunikationsstrukturen sind die Voraussetzungen geschaffen, globale und lokale Medienwirklichkeiten zu verschmelzen: CNN demonstriert, dass jeder regional begrenzte Krieg zu einem medialen Weltkrieg werden kann.

Die Internationalisierung der Kriegskommunikation basiert vor allem auf der technisch möglich gewordenen Beschleunigung von Kommunikation. Schon der zweite Golfkrieg hat das Tempo der Mediengesellschaft für viele sichtbar gemacht – gerade im Vergleich mit dem Vietnamkrieg. Damals arbeiteten die Journalisten mit Film; dieser musste entwickelt und zeitaufwendig transportiert werden. Seit dem Golfkrieg verfügen Journalisten dagegen über elektronische Berichterstattung und tragbare Satellitenstationen, die ein Höchstmaß an Schnelligkeit ermöglichen – bis hin zur Übertragung eines Krieges in „Echtzeit". Die Folgen der beschleunigten Kommunikation über und im Krieg verweisen darauf, dass Schnelligkeit Krisen verstärken oder sogar generieren kann. Die Beschleunigung der Nachrichtenproduktion kann Medien in Kriege direkt einbeziehen und sie damit zum Teil des militärischen Apparates werden lassen. Und die Beschleunigung der Kommunikation setzt Journalisten unter Druck: Die Live-Berichterstattung über den Krieg, die größte Aktualität und größte Relevanz eines Ereignisses suggeriert, schafft Bedingungen, die eine sorgfältige Prüfung der Informationsangebote von Militärs und Politikern nahezu ausschließt. Deutlich wird damit: Nicht nur Kriege verändern sich; in der Mediengesellschaft unterliegen auch die Bedingungen und Konsequenzen der Krisen- und Kriegskommunikation einem dynamischen Prozess, den Medien, Militär und Politik nachhaltig gestalten.

3. Das Problem: Wohin führt die Professionalisierung der Kriegskommunikation?

Politiker und Militärs sind in der Mediengesellschaft angekommen. Eine besondere Rolle spielte dabei der bereits angesprochene Krieg in Vietnam, den das US-Militär nach eigenem Bekunden vor allem in der Öffentlichkeit verloren hat. Diese Niederlage sensibilisierte das US-amerikanische Militär für Fragen der Kommunikation. Seitdem haben Politik und Militär ihren Umgang mit den Medien ständig perfektioniert. Auf den Punkt gebracht: Der verlorene Krieg in Vietnam professionalisierte die Kriegskommunikation. Diese Professionalisierung beruht wesentlich auf einem militärischen und politischen Informationsmanagement – vor allem in den USA. Früher als andere erkannten US-Militärs und -Politiker, wie relevant die Kommunikation von Krisen ist, auch für die Forcierung oder Bewältigung der Krise selbst. In Kriegszeiten war und ist jedoch nicht nur US-Politikern ein „gutes" Image etwas wert: Mit PR-Kampagnen unter US-amerikanischen Meinungsführern bekriegten sich Ende der 60er Jahre zum Beispiel die nigerianische Zentralregierung und die Provinzregierung von Biafra, um deren Sezessionsbestrebungen kommunikativ zu begleiten bzw. zu konterkarieren. Die Tabelle 1 listet Beispiele für PR-Kampagnen in Kriegen auf.

Das Bild vom Krieg wird in der Mediengesellschaft, wie die Übersicht illustriert, nicht nur von den Operationen der Medien geprägt, sondern in wachsendem Maß auch von dem strategischen Informationsmanagement der Krieg führenden Parteien, die für entsprechende Imagekampagnen in der Regel erhebliche finanzielle Mittel aufwenden. So beauftragten Serben und Kosovo-Albaner seit 1991/1992 immer wieder renommierte PR-Agenturen, die USA für ihre jeweiligen politischen, ökonomischen und militärischen Ziele zu gewinnen, also das Image des serbischen Jugoslawien

Jahr	Auftraggeber	Aufgabe	PR-Agentur
1993	Regierung von Kroatien	Intervention bei US-Medien und -Politikern für die kroatische Kriegspolitik	Ruder Finn (USA)
1992	Regierung von Bosnien-Herzegowina	Kontakte mit westlichen Medien; Gründung des „Bosnia Crisis Communication Center"	Ruder Finn (USA)
1991/ 1992	Regierung von Kroatien	PR-Kampagne unter US-Regierung, Parlamentariern, UN-Beamten; Organisation von Politikerreisen	Ruder Finn (USA)
1991	Provinz-regierung von Kosovo	Pro-albanische PR-Kampagnen in westlichen Medien	Ruder Finn (USA)
1991	Regierung von Kuwait	PR-Kampagne gegen den Irak: Konstruktion eines Feindbildes „Irak" in westlichen Medien	Hill & Knowlton (GB)
1986	Regierung von Angola	Verbesserung des Images der marxistischen Regierung von Angola in den Medien der USA	Gray & Co. (USA)
1985	UNITA-Rebellen in Angola	Verbesserung des UNITA-Image in den Medien der USA	Black & Manafort (USA)
1968	Zentral-regierung von Nigeria	Verbesserung der Position in der westlichen Welt gegenüber den Sezessionisten aus Biafra	Galitzine & Partners (GB)
1967	Provinz-regierung von Biafra	PR-Kampagne unter US-amerikanischen Meinungsführern	Ruder Finn (USA)

Tabelle 1: Beispiele für PR-Kampagnen in Kriegen (nach: Kunczik 1990; Beham 1996)

bzw. der Albaner im Kosovo positiv zu beeinflussen. Allein die Agentur Ruder Finn erhielt bis 1999 nahezu eine Million US-Dollar, um die Kommunikationsziele der „Regierung der Republik Kosovo" zu erreichen. Auf der anderen Seite waren es vor allem jugoslawische Firmen wie der serbische Arzneimittelhersteller ICN Galenika unter Führung von Milan Panić (der auch einmal Ministerpräsident war), die deutlich mehr als eine Million US-Dollar ausgaben, um die Kriegspolitik von Präsident Milošević symbolisch zu begleiten (vgl. „Die Woche" vom 23.4.1999: 19).

Zum Repertoire der PR-Agenturen gehören nicht nur traditionelle Image-Kampagnen oder Face-to-face-Kontakte zu relevanten Personen, sondern auch gezielte Falschinformationen: Unter größter Anteilnahme der westlichen Medien berichtete beispielsweise im zweiten Golfkrieg eine junge Kuwaiterin, irakische Soldaten hätten Babys aus Brutkästen genommen und ermordet. Später stellte sich heraus, dass die britische Agentur Hill & Knowlton, die im Auftrag der „Bürger für ein freies Kuwait" agierte, die Geschichte erfunden und medial inszeniert hatte.

Strategisches Informationsmanagement betreiben keineswegs nur Regime, deren demokratische Orientierung zweifelhaft ist. Alle öffentlichkeitsbezogenen Operationen der NATO im Kosovo-Konflikt wurden strategisch vorbereitet und koordiniert. Neben der eigentlichen Medienabteilung der NATO, die der Politologe Jamie Shea leitete, wurde ein so genanntes Media Operations Center gegründet: Dort arbeiteten unter der Leitung des Medienprofis Alastair Campbell ausgesuchte PR-Fachleute, um die NATO-Angriffe kommunikativ zu begleiten. Einige dieser PR-Leute hatten vorher den erfolgreichen Wahlkampf der britischen Labour-Partei gemanagt. Dass diese strategisches Informationsmanagement mit allen Konsequenzen einsetzten, zeigte sich am Ende des Bombardements, als manche Fehlmeldungen als solche erkannt wurden. Zu diesem Zeitpunkt, also nach einem Konflikt, besitzt die Information, dass eine bestimmte Meldung falsch war, freilich nur geringe mediale Relevanz. Sogar die Aufklärung manipulativer NATO-Operationen konnte kaum Aufmerksamkeit auf sich ziehen – und blieb letztlich ohne Konsequenzen. Zu erinnern ist in diesem Zusammenhang an den Angriff eines NATO-Kampfjets auf eine Eisenbahnbrücke bei Leskovac in dem Augenblick, als ein Zug darüber fuhr. Mindestens 14 Zivilisten starben bei diesem Angriff, der anschließend von der NATO durch Bilder dokumentiert wurde, die eine unausweichliche Situation suggerierten: Der Zug, so schien es, raste so schnell auf die Brücke, dass die Kampfpiloten den Angriff nicht stoppen konnten. Tatsächlich konnte nach dem Krieg nachgewiesen werden, dass das NATO-Video manipuliert war: In der publizierten Variante war das Abspieltempo des Videobandes deutlich erhöht worden, um eine höhere Fahrgeschwindigkeit des Zuges zu suggerieren.

Diese Beispiele demonstrieren, dass Politiker und Militärs die Spielregeln der Mediengesellschaft mittlerweile konsequent berücksichtigen. Sie wissen, dass sie sich in Krisen- und Kriegssituationen weniger als andere bemühen müssen, Aufmerksamkeit für „ihr" Thema zu wecken. Denn Journalisten halten Kriege und Krisen, gemessen an sonstigen Themen, für überdurchschnittlich relevant: Kriege sind „gute Geschichten" –

weil sie zentrale Werte bedrohen, Sicherheit bis zur Gefährdung der Existenz reduzieren, Zeitressourcen verknappen und Entscheidungsbedarf induzieren. Zudem werden Informationen durch die militärische Zensur verknappt und damit die journalistische Aufmerksamkeit für – und Abhängigkeit von – militärisch und politisch gefilterte(n) Informationen zusätzlich erhöht. Der Erfolg des militärischen Informationsmanagements ist daher umso größer, je weniger Informationen den Medien aus anderen Quellen zur Verfügung stehen und je authentischer und relevanter die Informationen scheinen, die Militärs und Sicherheitspolitiker bereitstellen. Eine „erfolgreiche" Nachrichtenpolitik im Falklandkrieg, bei der Invasion in Grenada oder im zweiten Golfkrieg wurde durch diese Beziehungen zwischen Politik und Journalismus zwar nicht erzwungen, aber wahrscheinlicher. Akzeptieren Politik und Militär also die Spielregeln der Mediengesellschaft, wächst die Wahrscheinlichkeit, dass sie im Mediensystem tatsächlich „erfolgreich" sind. Allerdings: Mit der Veränderung des Mediensystems, insbesondere mit der Einführung und Diffusion integrierter Hybridmedien, die infrastrukturell auf dem Internet basieren, ändern sich die Regeln gravierend – mit Konsequenzen für die Beziehungen von Medien und Militärs, die im Ansatz heute schon sichtbar sind.

4. Die Perspektive: Globalisiert das Internet den Krieg?

Der Vorläufer des Internet, das Computernetz der „Advanced Research Project Agency" (ARPANET), entstand in den 60er Jahren primär aus einem militärischen (Schutz-) Interesse der USA: Die Dezentralisierung der Kommunikationswege sollte die Verteidigungsfähigkeit, die schnelle Information und Kommunikation voraussetzt, auch im Fall eines Angriffs mit Nuklearwaffen sichern. Unberücksichtigt blieb jedoch, dass technologische Modernisierungen zumeist reflexiv verlaufen. Die Einsicht kam 1999, nach Beendigung des Kosovo-Konflikts: Der NATO-Oberkommandierende Wesley Clark bemerkte, dass es durchaus möglich gewesen wäre, statt eines konventionellen Krieges einen „Computerkrieg" gegen Serbien zu führen (zitiert nach „Frankfurter Rundschau" vom 17. 5. 2000: 3). Nicht bewusst war ihm aber offenbar, dass ein solcher virtueller Krieg tatsächlich stattfand – anders aber, als Clark sich das vorstellte. Denn gerade der Kosovo-Konflikt demonstrierte, dass eine enge militärische Kontrolle von Informationsflüssen im Internet-Zeitalter kaum noch möglich ist. Die Modernisierung militärischer Kommunikation durch dezentrale Computernetze befreite die Öffentlichkeit, zumindest partiell, von den Fesseln militärischer Zensur.

Beispiel Bruder Sava Janjić: Von einem Tag auf den anderen wurde aus dem serbisch-orthodoxen Mönch ein Kriegsberichterstatter. Das mehr als 600 Jahre alte Bergkloster Decani, in dem Bruder Sava betet und arbeitet, liegt im Kosovo, ganz in der Nähe der albanischen Grenze. Von dort verbreitete der Mönch unterschiedlichste Augenzeugenberichte – über das Kriegsgeschehen, die Leiden der Bevölkerung, die Vernichtung wichtiger Infrastrukturen. Nach Beobachtungen, die Bruder Sava schon kurz nach Beginn der NATO-Angriffe im Worldwide Web (WWW) publizierte, wurden

„trotz der Versprechungen, dass die Angriffe sich nur gegen militärische Ziele richten würden, schon verschiedene Gegenden angegriffen." (zitiert nach Baumgärtel 1999: 30) Was der Mönch und selbst ernannte Kriegsreporter Sava Janjić zu sagen hatte, wurde über eine Website und eine Mailingliste weltweit verbreitet und rezipiert. Ermöglicht wurde diese Form der Kriegsberichterstattung, weil Computernetze dezentral organisiert und miteinander verbunden sind, also durch hierarchische Operationen – zum Beispiel von Militärs – kaum mehr „abgeschaltet" werden können.

Dass Veränderungen in der Informations- und Kommunikationsinfrastruktur Konsequenzen für die Kriegführung – und den Kriegsjournalismus – haben, wissen US-Militärs seit dem Vietnamkonflikt. Konventionelle Propaganda, Zensur und andere Formen der Krisen- und Kriegskommunikation richteten sich bisher vor allem auf die Beeinflussung des Leitmediums Fernsehen. Mit der Emergenz von Hybridmedien, die im Internet integriert werden, entsteht freilich eine gänzlich neue Qualität von Krisenkommunikation. Das Internet ermöglicht die massenhafte Distribution von Informationen, ohne im klassischen Sinn ein Massenmedium zu sein. Das Internet ermöglicht die Verknüpfung von Massen- und Individualkommunikation – mit Konsequenzen für diese herkömmlichen Kommunikationsformen, die bislang weitgehend unbekannt sind. Das Internet ermöglicht, technologisch gesehen, eine Demokratisierung der Informationsdistribution, deren Grenzen dort liegen, wo individuelle Anbieter mit kapitalstarken, professionalisierten Organisationen konkurrieren müssen. Das Internet ermöglicht die bewusste Auswahl vielfältigster Informationen, setzt diese aber gleichzeitig voraus.

Wie wirksam diese neuen Möglichkeiten der Krisenkommunikation sein können, zeigte sich nicht erst im Kosovo-Konflikt. Im Mai 1998 zum Beispiel endete das autoritäre Regime des indonesischen Diktators Suharto abrupt: Vorbereitet wurden die Massenproteste durch vielfältige Aktionen im Internet. Studentische Aktivisten, Nichtregierungsorganisationen und kritische Journalisten nutzten das Worldwide Web und die E-Mail-Kommunikation intensiv und frühzeitig, um kritische Themen zu diskutieren und zu publizieren, die in den vom Staat weitgehend kontrollierten Massenmedien nicht zur Sprache kamen. Ein detailreicher Bericht über den enormen Reichtum der Suharto-Familie erwies sich als besonders starke „Waffe" im Kampf für die Demokratie. Als die indonesische Diktatur den publizistischen Untergrundkampf im Netz bemerkte, war es zu spät: Kritische Nachrichten über Suharto, seine Familie und seine Freunde wurden von Tausenden aus dem WWW kopiert und elektronisch oder als Papierversion weiter verbreitet. Versuchte „Richtigstellungen" durch staatlich kontrollierte Medien waren chancenlos (vgl. Basuki 1998).

Derartige Veränderungen der Kommunikations-Infrastruktur durch das Internet werden sicherheitspolitisch und militärstrategisch unter dem Titel „Information Warfare" diskutiert. Darunter werden die Bedingungen, Konzepte, Instrumente und Konsequenzen eines Krieges subsumiert, der mit Hilfe und im Bereich computervermittelter Kommunikation geführt wird. Konkret bezeichnet der Begriff „actions intended to protect, exploit, corrupt, deny, or destroy information or information resources in order to achieve a significant advantage, objective, or victory over an adversary" (Alger 1996: 12).

Virtuelle Kriege mit realen Konsequenzen werden keineswegs nur von Militärs geführt: In der netzbasierten Kommunikation ähneln sich die Strategien, Formen und Instrumente – unabhängig davon, ob ein Staat, ein Unternehmen, eine Organisation oder einzelne Personen angegriffen werden. Und anders als in konventionellen Konflikten bleibt der Krisen- und Kriegsjournalismus im elektronischen Krieg viel weniger auf die Rolle des Berichterstatters beschränkt: Selbst zum Angriffsziel zu werden – das wird im Zeitalter des „Information Warfare" zu einer Arbeitsbedingung, die auch für den Journalisten gilt, der „nur" am heimischen Schreibtisch den Krieg beschreibt.

Charakteristisch für den „Information Warfare" sind die vergleichsweise geringen Kosten eines Angriffs bei gleichzeitig hoher Verwundbarkeit komplexer (also kommunikationsabhängiger) Gesellschaften, die extrem kurzen Vorwarnzeiten („zero warning"), die Erweiterung der Kampfzone auf jeden Platz im Computernetz sowie die Multidirektionalität und Verselbstständigung des Angriffs durch logische Bomben und Computerviren (vgl. Cronin/Crawford 1999: 258 f.).

Weitgehend unbemerkt von den traditionellen Massenmedien führte beispielsweise die indonesische Regierung Anfang 1999 einen verdeckten virtuellen Krieg gegen Organisationen und Staaten, welche die Befreiungsbewegung von Ost-Timor ideell oder materiell unterstützten. Nach Angaben der Organisation „Connect Ireland", die der Domain der osttimoresischen Befreiungsbewegung Zuflucht bot, attackierten Unbekannte mit Sitz in Indonesien den entsprechenden Server: Die 18 simultan geführten Angriffe mit spezieller Robot-Software konnten die Verteidigung des Servers aber nicht durchbrechen (vgl. Cronin/Crawford 1999: 261).

Die Angreifer im virtuellen Krieg bleiben, wie das Beispiel zeigt, häufig unsichtbar. Sie zwingen die Angegriffenen in eine reaktive Position. Der Krieg – und die Kriegsberichterstattung – bekommen ein neues Schlachtfeld. Das kann überall sein, ist unübersichtlicher, erfordert andere Streitkräfte und führt zu neuartigen Schäden. Der „Information Warfare" in der neuen Mediengesellschaft globalisiert den Krieg – und seinen Journalismus.

Literatur

Alger, J. I. (1996): Introduction. In: Winn Schwartau (ed.): Information warfare. Cyberterrorism: Protecting your personal security in the electronic age. New York, S. 8–14.

Basuki, Tedjabayu (1998): Indonesia: The Web as a Weapon. In: Development Dialogue 2/1998, S. 96–103.

Baumgärtel, Tilman (1999): E-Mails aus dem Krieg. Augenzeugenberichte aus Jugoslawien. In: Journalist, 49. Jahrg., Nr. 6, S. 30.

Baudrillard, Jean (1991): Der Feind ist verschwunden (Interview), in: Der Spiegel, 45. Jahrg., Nr. 6, S. 220.

Beham, Mira (1996): Kriegstrommeln. Medien, Krieg und Politik. München.

Clausewitz, Carl von (1999): Vom Kriege. Hinterlassenes Werk (ungekürzter Text). 2. Auflage, Berlin (zuerst 1832).

Cronin, Blaise/Crawford, Holly (1999): Information Warfare: Its Application in Military and Civilian Contexts. In: The Information Society, 15, S. 257–263.

Kunczik, Michael (1990): Die manipulierte Meinung. Internationale Image-Politik und internationale Public Relations. Köln/Wien.

Kunczik, Michael (1995): Kriegsberichterstattung und Öffentlichkeitsarbeit in Kriegszeiten. In: Kurt Imhof/Peter Schulz (Hrsg.): Medien und Krieg – Krieg in den Medien. Zürich, S. 87–104.

Löffelholz, Martin (1993) (Hrsg.): Krieg als Medienereignis. Grundlagen und Perspektiven der Krisenkommunikation. Opladen.

Löffelholz, Martin (1995): Beobachtung ohne Reflexion? Strukturen und Konzepte der Selbstbeobachtung des modernen Krisenjournalismus. In: Kurt Imhof/Peter Schulz (Hrsg.): Medien und Krieg – Krieg in den Medien. Zürich, S. 171–191.

Löffelholz, Martin (2000) (Hrsg.): Theorien des Journalismus. Ein diskursives Handbuch. Wiesbaden.

Meyrowitz, Joshua (1987): Die Fernsehgesellschaft. Wirklichkeit und Identität im Medienzeitalter. Weinheim/Basel.

Virilio, Paul (1991): „Ein Blitzkrieg, der Jahre dauern wird" (Interview). In: taz-Journal zum Golfkrieg 1991, S. 43–45.

Virilio, Paul (1993): Krieg und Fernsehen. München/Wien.

Weibel, Peter (1991): Welt als Wahn. Der Krieg im Zeitalter der Telekommunikation. In: epd Kirche und Rundfunk, 44. Jahrg., Nr. 9, S. 3–7.

Peter Miroschnikoff

Die beste Lebensversicherung ist Teamwork
Aus 30 Jahren Krisen- und Kriegsberichterstattung

Wahrscheinlich wäre ich längst tot. Aber immer war da jemand vor Ort, der mich im letzten Moment warnte oder zurückhielt. Im belagerten Sarajevo ist es 1992 der kroatische Kameraassistent gewesen, der mich aus der Schusslinie der serbischen Scharfschützen riss. Im zerstörten Büro des Bürgermeisters hatte ich dem Team einen optisch interessanten Bildwinkel zeigen wollen.

Neuankömmlinge in Kriegs- und Krisengebieten sind natürlich am stärksten gefährdet. Aber selbst Erfahrene sollten auf lokale Mitarbeiter und sonstige Frontexperten hören, bevor sie etwas riskieren. In der eingeschlossenen bosnischen Metropole wussten sogar Kleinkinder, wo jeweils ein Scharfschütze postiert war und welche Straßen und Ecken unbedingt zu meiden waren. Auf eigene Faust zu handeln, kann selbst da fatal enden, wo man sich schon auszukennen glaubt.

Gefährliche Situationen

Lange nach dem Bosnien-Krieg wollte ich etwas Gutes tun. Eine muslimische Flüchtlingsfamilie schaute jedes Wochenende vom Igman-Berg zu ihrem Haus hinüber, das jetzt in der Republika Srpska liegt. Dort einquartierte Serben wünschten ihrerseits das Grab ihres Sohnes auf der bosniakischen Seite zu besuchen. Dafür waren sie bereit, die moslemischen Hausbesitzer zu empfangen. Für einen Fernsehbeitrag wollte ich dieses versöhnliche Entgegenkommen über einstige Fronten hinweg dokumentieren. Fast wäre ein Desaster daraus geworden. Im jetzt rein muslimischen Dorf bei Ilyes ging in der neuen Moschee gerade ein Gedenkgottesdienst zu Ehren von Massakeropfern zu Ende, als das alte serbische Ehepaar auf dem Friedhof war. Ihr Erscheinen wirkte auf die Angehörigen der Opfer als Provokation. Ein Sohn des Paares wurde nämlich beschuldigt, während des Krieges die Tschetniks in den Ort geführt zu haben und bei den Erschießungen dabei gewesen zu sein. Natürlich wussten weder ich noch das Filmteam von solchen Vorwürfen noch von den Kriegszerstörungen und Massengräbern im Dorf. Rund 50 Angehörige der Opfer rückten an, schlugen auf unseren ahnungslosen deutschen Kameramann ein, zertrampelten die Videokassette. Gestritten wurde nur noch darüber, welcher Familie die Ehre zuteil würde, Rache an den beiden alten Serben zu nehmen. Nur dem Einfallsreichtum des einheimischen Assistenten war zu verdanken, dass Team und Ehepaar doch noch entkamen – in unserem gepanzerten Jeep, der auch Straßensperren umfahren konnte. Ein Beispiel für die zu späte Erkenntnis, in Krisen- und Kriegsgebieten sicherheitshalber die Lage von Ortskräften lieber nochmals prüfen und aktuell einschätzen zu lassen.

Bei einem Treffen von „Veteranen"-Kriegsreportern in Tirana war ich mit den Kollegen von der BBC, von ABC, der italienischen RAI und französischen Sendern einer Meinung: Riskant sind heute besonders bürgerkriegsähnliche Wirren wie in Albanien oder wiederholt in afrikanischen Ländern. Schießereien ohne erkennbaren Frontverlauf, chaotische Situationen, wo keiner mehr weiß, wer der Kriminelle und wer noch wirklich Ordnungshüter ist. Klar waren sich alle darüber, sich insbesondere vor Marodeuren in Acht nehmen zu müssen, die nur allzu gern Fernsehjournalisten auszuplündern bereit sind und bei Widerstand auch von der Waffe Gebrauch machen. Allein in Bosnien wechselte so ein Dutzend Kameras den Besitzer.

Ich konnte einmal auf der serbischen Seite eine Ausrüstung der ARD „günstig" zurückerwerben. Prompt wurden mir telefonisch auch andere angeboten, was ich natürlich zurückwies, um nicht womöglich zu neuen Überfällen zu ermutigen. BBC-Kollegen mussten während des Kriegs in der Serbenhochburg Pale sogar für die Benutzung ihrer eigenen Geräte zahlen, die ihnen bei Sarajevo „entwendet" worden waren. Selbst erfahrene Kollegen beunruhigen Länder wie Albanien, wo traditionell viel geschossen wird, auch bei Geburtstagen und Hochzeiten. Aus fahrenden Autos heraus oder in Betonsiedlungen, wo einem dann die Querschläger um die Ohren fliegen. So geschehen bei einem Liveinterview für die „Tagesthemen" auf der Hotelterrasse in Tirana, so dass der Kameramann es vorzog, in Deckung zu gehen.

Mediensoldaten im Propagandakrieg

News von Krisen und Kriegen bringen hohe Einschaltquoten, was insbesondere elektronische Medien weltweit immer wieder in Versuchung führt. Möglichst zuerst und live dabei zu sein an einem Schauplatz, der gerade Schlagzeilen liefert, lautet die Devise in vielen Redaktionen. Wobei neuerdings manchmal in Kauf genommen wird, sich für Propaganda missbrauchen zu lassen. Die Gier nach Sensationen und der wachsende Konkurrenzkampf erleichtern die Verbreitung von Gerüchten und Manipulationen.

Wir wissen bis heute nicht, was sich wirklich im Kosovo abgespielt hat, ob die systematische Vertreibung der albanischen Zivilbevölkerung den viel zitierten Codenamen „Hufeisen-Plan" hatte, der mit ein umstrittener Kriegsgrund für die NATO war. Oder was die Kampfflugzeuge des Nordatlantikpaktes letztlich bewirkt haben, was Milošević eigentlich zum Nachgeben gebracht hat. Viele Bilder aus dem Bosnien-Krieg lösten Gerichtsprozesse aus, etwa vom Gefangenenlager Omarska. Während von serbischer Seite behauptet wird, das britische Team hätte ihre Bauarbeiter gefilmt, sah damals die übrige Welt den Beweis für ein bosnisches Auschwitz erbracht, mit ausgemergelten Moslems hinter Stacheldraht.

Der technische Fortschritt ermöglicht schnelle Liveberichterstattung, ohne die Grundsätze von double- und triplecheck noch einhalten zu können. Uns Journalisten bleibt bekanntlich immer weniger Zeit für Recherchen. Häufig wird bloß noch erwartet, die Agenturberichte mit dem „Aufsager vor Ort" zu bereichern. Was für die Heimatsender vielleicht image-, aber keineswegs immer wahrheitsfördernd sein dürfte. Der Korrespondent ist abhängig von der Kommunikations- und Abspieltechnik, kann sich bestenfalls an Hintergrunddekorationen orientieren. Die Nachrichtenagenturen vor Ort stehen im Konkurrenzkampf und machen gelegentlich auch „Konzessionen", um als erste informiert zu werden oder „ganz vorne mit dabei" zu sein. Das wissen Presseoffiziere aller Armeen heute ebenso wie Propagandisten von autoritären Regimen.

Entsprechend wird so manches lanciert oder unterdrückt, wird auch direkt oder indirekt gedroht (z. B. über die lokalen Mitarbeiter). Plötzlich scheinen Genehmigungen oder gar Akkreditierungen gefährdet, wird behindert und Angst verbreitet. Wo es noch einigermaßen demokratisch zugeht, erfolgen (Ver-)Warnungen über Diplomaten. In Diktaturen werden einheimische Kollegen als lästige Kritiker gelegentlich umgebracht, ausländische Journalisten gern der Spionage beschuldigt und inhaftiert, ansonsten des Landes verwiesen. Meinem Kollegen Friedhelm Brebeck ist das zuletzt im Kosovo passiert. 1980, als Tito im Sterben lag, erhielt ich nach einem Interview mit dem damaligen Dissidenten Franjo Tudjman lebenslängliches Einreiseverbot nach Jugoslawien. Nachträglich stellte sich zwar heraus, dass weder Brebeck noch ich nachweislich irgendetwas Illegales getan hatten. Solche Behauptungen sind jedoch nichts Überraschendes bei autoritären Regimen.

Zwischen allen Fronten

Betroffen machen dagegen Reaktionen beim Heimatsender und bei deutschen Diplomaten. Wo Rauch ist, ist auch Feuer, wird da schnell geargwöhnt. Verbunden mit der vorwurfsvollen Frage, ob eine Ausweisung nicht durch geschickteres Verhalten hätte vermieden werden können.

In Mitteleuropa ist beinahe unvorstellbar, was in solchen Fällen in angelsächsischen Ländern geschieht. David Rhode, ein junger amerikanischer Kollege, war 1995 „mit mehr Mut als Verstand" nach Srebrenica gefahren, um dort Meldungen über Massengräber zu überprüfen. Ohne Akkreditierung oder irgendeine Genehmigung wurde er in der Republika Srpska prompt inhaftiert. Daraufhin drohte US-Unterhändler Holbrooke in Dayton einem Milošević ganz offen, es werde kein Abkommen geben, wenn der Reporter nicht sofort freikäme.

Im Bosnienkrieg sollen Tschetniks gezielt auf Fernsehteams geschossen haben. Nach immer wieder kolportierten Behauptungen sind ihnen Prämien bzw. Festessen in Aussicht gestellt worden. Wirklich bewiesen wurde das nie. Als sich herausstellte, dass ein in Sarajevo getroffener Kameramann Serbe war, wurde er schnell auf die andere Seite der Front gebracht und sogar in ein Spital geflogen. Anderen verletzten Kollegen ist nur notdürftig geholfen worden.

Alle Versuche, Journalisten und ihre Mitarbeiter in Krisen- und Kriegsgebieten besser zu schützen, hatten bislang wenig Erfolg. Die deutliche Kennzeichnung von Fahrzeugen z. B. war in den Balkankriegen eine Orientierungshilfe für Scharfschützen. Pläne der OSZE, Berichterstatter international erkennbar zu machen wie Angehörige des Roten Kreuzes, werden zumindest diskutiert. Es wäre schon ein Fortschritt, wenn geächtet würde, dass sich Geheimdienste als Fernsehteams tarnen, was unsere Arbeit etwa im Nahen Osten sehr erschwert und noch gefährlicher gemacht hat.

In Krisen- und Kriegsgebieten wird es immer schwieriger, von beiden Seiten der Front zu berichten. Zwar wird offiziell eine „objektive Berichterstattung" gefordert, aber de facto überall behindert. Wer in Kampfgebieten häufiger die feindlichen Linien überquert, ist für Militärs äußerst suspekt. Für vertrauensbildende Maßnahmen bleibt in der Regel wenig Zeit und Gelegenheit. Im Krajina-Konflikt erwarteten die Kroaten von einem deutschen Fernsehteam von vornherein eine klare Parteinahme. Die serbischen Offiziere auf der anderen Seite brauchten wiederum eine Woche, um für uns eine Drehgenehmigung ernsthaft auch nur in Erwägung zu ziehen. Ähnliches galt im Kosovo. Albaner drohten unserem serbischen Kameramann mit Enthauptung, wenn er sich jemals wieder blicken lassen würde. Einen albanischen Stringer rettete bei serbischen Funktionären nur die gemeinsame Vergangenheit bei Titos Kommunisten.

Gelegentlich gerät man als Korrespondent buchstäblich zwischen die Fronten. Während der Intifada war das sogar alltäglich. Man konnte mit der Fernsehausrüstung gar nicht so schnell weglaufen wie die jungen Palästinenser in den besetzten Gebieten, die als Steinewerfer von israelischen Soldaten verfolgt wurden. Als Nichtkombattant wollte man ja auch gar nicht fliehen – um anschließend gleich doppelt bedroht zu sein: von den Wurfgeschossen der einen Seite und den Verwünschungen der Militärs. Die israelischen Offiziere behaupteten dann stets, wir seien schuld an den Auseinandersetzungen, seien sogar die eigentliche Ursache. Die Araber seien wegen der Kameras da, nicht das Fernsehen wegen des Konflikts, wie wir immer entgegneten.

Die Medien werden instrumentalisiert. Das wird heute keiner mehr ernsthaft bestreiten. Es wird nicht mehr lange dauern, dann werden sich auch Kriegsparteien von Werbefirmen beraten lassen. Nicht nur Paraden, auch so manche Militäraktion wird ja längst telegen inszeniert. Am meisten Action wird in der Regel dort geboten, wo die Kameras warten. Nur dass der moderne Krieg kaum mehr was zu tun hat mit Frontberichten früherer Jahrzehnte. Schon der Soldat im Schützengraben weiß wenig über die Gesamtlage. Im Falle des Journalisten sieht es oft nicht anders aus: Je näher ein Korrespondent an das Kampfgeschehen kommt, umso mehr wird er kontrolliert und dirigiert. Schließlich sei man für die Sicherheit der Journalisten verantwortlich, erklären einem die Presseoffiziere, denen man am Ende dankbar sein muss für ein paar gefilmte Klischees.

Raketentreffer und Luftgefechte sind für Reporter ja ohnehin nicht selber wahrnehmbar und nunmehr über Videopools der Kriegsparteien zu haben. Gesendet wird am Ende meist ein bebilderter Agenturbericht, für den die besseren Korrespondenten immer neues Material zusammenhamstern. Nicht ganz auswechsel-, aber doch verwechselbar. Was zumindest Veteranen unter den Berichterstattern heute noch in Konfliktzonen zieht, ist das Schicksal der Opfer, das nicht nur in Sekunden, sondern wenigstens in ein paar Minuten anschaulich gemacht werden kann.

Wie filmt man eine Leiche?

So viel Realität wie möglich zu zeigen, wird einem schwer gemacht. Nicht nur vom Militärzensor, auch von den Heimatredaktionen. Zweifellos haben erfahrene Fernsehreporter unbewusst längst die Schere im Kopf. Das erfordert schon die immer kürzer bemessene Bearbeitungszeit und der Zwang zur Selektion. In den letzten Jahren spielten auch vermehrt ästhetische Fragen eine Rolle. Im Kosovokonflikt bekam ich das massiv zu spüren.

Um Albaner aus umkämpften Regionen zu vertreiben, fesselte die serbische Miliz Hausbesitzer und warf sie in die Dorfzisternen. Eine moderne Form der Brunnenvergiftung. Natürlich sind Wasserleichen ein schrecklicher Anblick, aber als Berichterstatter und zugleich Kameramann hatte ich in der Gefechtszone wenig Zeit für ästhetische Überlegungen. Man verzichtet auf voyeurhafte Naheinstellungen, versucht, die Gesamtszene einzufangen und das Entsetzen in den Gesichtern der Angehörigen. Trotz der kurzen Einstellung war für die „Tagesschau"-Kollegin die Sequenz zu grauenhaft, für sie und andere Zuschauer damit unzumutbar. Erfreulicherweise entschied aber die Redaktionsmehrheit zu Gunsten des Korrespondenten und dessen Ansicht, das Kriegsgeschehen für die ARD nicht verschönern zu können.

Im Berichtsalltag wird dies de facto aber längst getan. Die gespaltenen Schädel von Massakeropfern werden gar nicht erst erkennbar aufgenommen, Frauen- und Kinderleichen möglichst gar nicht oder in der Totale gesendet. Wenn man nicht selber dreht, wird der Kameramann instruiert, mit seinem Objektiv stets Abstand zu wahren und möglichst nicht zu viel Blut zu zeigen. Im Gegensatz zu manchen Privatsendern. Ein ausländisches Team drehte erschossene serbische Polizisten vor mir im Kosovo sogar um, damit die Schusswunden sichtbar wurden. Weil Bilder aus Kriegs- und Krisenzonen anscheinend hohe Zuschauerquoten garantieren, zeigte ein Kommerzsender sogar in Zeitlupe, wie fanatische Palästinenser einen getöteten Israeli aus dem Fenster warfen. Ansonsten hätte man das gar nicht so richtig mitbekommen, war entschuldigend aus der Redaktion zu hören. Andererseits war es durchaus Chronistenpflicht, die toten amerikanischen Hubschrauberpiloten zu zeigen, die seinerzeit von somalischen Rebellen abgeschossen und durch die Straßen von Mogadischu geschleift wurden.

Ethik und Ästhetik sind in diesem Beruf gar nicht so einfach zu vermitteln, wie ein ARD/ZDF-Fortbildungsseminar zur Krisen- und Kriegsberichterstattung im Dezember 2000 anschaulich machte. Schlussaufgabe für die Teilnehmer war, einen aktuellen Beitrag aus Videomaterial zu erstellen, das 1994 nach dem Einschlag einer Granate auf dem belebten Marktplatz von Sarajevo aufgenommen worden war. Mit über 60 Toten und mehr als hundert Verletzten. Keine leichte Aufgabe für die Teilnehmer.

Die Quintessenz für künftige Teams vor Ort: Viele Horrorszenen sprechen für sich selbst. Zu Bildern von Toten ist in der Regel ohnehin Schweigen geboten.

Ratschläge für Neulinge

Man nehme ein Flugticket nach Prishtina (Priština) und zwei Stunden später ist man in einer Krisenzone. Als im Kosovo noch häufig geschossen wurde, drängten sich dort bis zu 1.500 Reporter, Kamerateams und Fotografen. Viele junge Freelancer darunter, die schon deshalb auffielen, weil sie ohne Stringer unterwegs waren, häufig sogar ohne Dolmetscher (und nicht selten ohne Grundkenntnisse über Land und Leute). Sie arbeiten auf der Basis von Erfolgshonoraren und sind deshalb auf der Jagd nach einer möglichst exklusiven Story zu fast jedem Risiko bereit. Alle beseelt von der Hoffnung, Krisen und Krieg seien für sie die viel versprechendsten Sprossen auf der Karriereleiter. Schon bevor die NATO angriff und einmarschierte, haben wir viele von ihnen in der Region getroffen und oft helfen müssen. Meist abseits der Straßen, wo sie mit defekten Mietwagen hängen blieben (oder – wie in Albanien – ausgeraubt wurden und nicht weiterwussten).

Ich kann das nachvollziehen, weil ich ähnlich unbedarft 1961 in Nordafrika unterwegs war, um das Ende des Algerienkrieges noch mitzuerleben. Deshalb habe ich zusammen mit Friedhelm Brebeck (und zuletzt auch mit dem ZDF-Kollegen Peter Kunze) in Seminaren die wichtigsten Erfahrungen zu vermitteln versucht. Mit dabei waren auch jüngere Reporter, die schon häufiger vor Ort waren, so etwa die ARD-Sonderkorrespondenten Thomas Morawski und Christine Adelhardt, und nicht zuletzt bewährte Kameraleute wie Armin Wünsche sowie ausgezeichnete Producer bzw. Cutter wie Zijad Mehić aus Sarajevo. Schon um das Wichtigste für die interessierten Kollegen so anschaulich wie möglich zu machen: Teamwork vor Ort. Ob im Nahen Osten, auf dem Balkan oder in den Konfliktzonen Afrikas und Asiens, für jeden Reporter ist engste Zusammenarbeit die professionelle Basis und zugleich die beste Lebensversicherung. Je extremer die Situation wird, umso enger wird kooperiert, wird auch jeglicher Konkurrenzkampf vergessen.

Die Archivierung solcher „Gemeinschaftswerke" in unserem Büro in Sarajevo gestaltet sich schwierig, weil der Cutter nicht mehr weiß, welcher Kollege seinerzeit welches Material gedreht hat. Im großen Studio des beschossenen Fernsehgebäudes kursierten damals zudem ständig die neuesten Nachrichten und Videobänder, die schnell und verlässlich zurückgegeben werden mussten. Wer Extratouren versuchte oder Material exklusiv behalten wollte, war am Ende außen vor und isoliert.

Auch im Kosovo oder in Israel wurde Arbeitsteilung praktiziert, ein ständiger Informationsaustausch betrieben, um möglichst auf dem letzten Stand zu sein und Risiken bei den Dreharbeiten so gering wie möglich zu halten. Gegenseitige Hilfeleistung war Ehrensache, weil man sich in der Regel am nächsten Krisenherd oder Kriegsschauplatz wiedertraf. Manche mag das an Frontkameradschaft der Soldaten erinnern, aber unter den Veteranen der Kriegsberichterstattung kenne ich nur überzeugte Pazifisten.

Damit Neulinge nicht mit unnötigen Problemen zu kämpfen haben, sollten sie vor jeder Reise ihre Prioritätenliste abhaken. Manchmal scheitert die Berichterstattung schon daran, dass Pässe von Kollegen weniger als drei Monate gültig sind. Daran, dass nicht ausreichend Geld mitgenommen wird bzw. nicht die richtige Leitwährung für die Region. Oder dass es an Papieren mit meist nötigen Stempeln fehlt. Oder die scheinbar komplette Ausrüstung nicht komplett ist bzw. es an Ersatzteilen mangelt. In manchen Erdteilen muss vorher organisiert werden, die Kamera problemlos durch den Zoll zu schleusen. Satellitentelefone und sogar Laptops wurden zeitweise im Belgrader Flughafen konfisziert. Und wer kein Mikropur-Pulver dabei hatte, um in Afrika oder Asien Wasser zu sterilisieren, kam nicht an die Front, sondern stattdessen womöglich wochenlang nicht von der Toilette.

Für elektronische Medien ist die nötige technische Infrastruktur entscheidend – also weniger der Kriegsschauplatz an sich, sondern die nächste Satellitenstation und ihre Verfügbarkeit, um Bildmaterial überspielen zu können. Im Bosnienkrieg wurde fast nur aus Sarajevo berichtet, kaum aus dem ebenfalls eingeschlossenen Bihac und aus Srbrenica nur, wenn die UN-Eskorten es zuließen. Und nichts wäre geschnitten und bearbeitet worden ohne den installierten Generator. Dafür wurde natürlich Treibstoff benötigt, der auf dem Schwarzmarkt oder von der serbischen bzw. kroatischen Seite beschafft werden musste. Kommunikation, regelmäßige Information gilt es zu sichern – oft mit auf den ersten Blick sachfremden Mitteln.

Die Bundeswehr verlangte für den Lufttransport nach Sarajevo Ausstattungen wie Helm und Schussweste. Gefordert wurden sie auch vom Heimatsender, weil sonst die Versicherung nicht zahlt. Wobei die meisten Kollegen gar nicht wissen, dass es im Ernstfall auch damit problematisch werden kann. Selbst die teure so genannte Kriegsrisikoversicherung zahlt nicht gerne. Als sie ein bosnischer Kameramann in Anspruch nehmen musste (nachdem ihm die Kamera durch eine Explosions-Druckwelle einige Zähne ausgeschlagen hatte), wurde der Nachweis verlangt, dass er sich nicht mutwillig in Gefahr begeben habe. Erst nach Androhung, solche Forderungen publik zu machen, und nach zähen Verhandlungen zahlte die Versicherung.

Letztlich empfiehlt es sich, auf riskante Exklusivstorys zu verzichten und mehr an ein gepanzertes Fahrzeug zu denken. Die Spuren an unserem ersten Wagen in Sarajevo waren Beweis genug, dass wir ohne entsprechenden Schutz nicht überlebt hätten. Zudem war der ortskundige Assistent als Fahrer der wichtigste Mann. Er wusste, wo die Scharfschützen lauern, welche Straßen vermint oder durch Granateinschläge nur schwer passierbar waren.

Wie wichtig das sein kann, sollte ich auch im Jom-Kippur-Krieg 1973 erfahren. Ein israelischer Artillerieoffizier war der Überzeugung, wir könnten es mit unserem Auto bis zum nächsten Kibbuz auf dem Golan schaffen, weil die Syrer immer drei Minuten zum Nachladen bräuchten. Unser Team war viel länger unterwegs, weil die Strecke durch die vielen Trichter nur langsam bewältigt werden konnte. Ob sich

Reporter zu Spezialkursen melden sollten, die von der Bundeswehr und anderen Armeen Europas inzwischen angeboten werden, ist unter Kollegen umstritten. Sicherlich sind einige Grundkenntnisse sehr nützlich. Insbesondere über Minen sollte man Bescheid wissen. Wer jemals mit solchen Gefahren konfrontiert war, wird sich und andere damit vertraut machen. Nützlich ist sicherlich auch, mit Presseoffizieren und Soldaten richtig umgehen zu können. Wer glaubt, sich in Frontbereichen mit Tricks und Lügen durchmogeln zu können, wird meist brutal eines Besseren belehrt. Wo immer möglich, sollte man in Konfliktzonen höflich und bestimmt nach dem Offizier vom Dienst oder dem Kommandeur fragen, sich niemals mit Marodeuren, angetrunkenen Soldaten oder gar Kindern in Uniform auf Streitereien einlassen. Dringend abzuraten ist auch vor militanter Kleidung und sonstiger Ausstattung. Selbst wenn einem Waffen aufgedrängt werden, sollten Reporter vermeiden, als Kombattanten aufzutreten. Ein junger österreichischer Fotograf glaubte im Jugoslawienkonflikt mit seinem camoufliert wirkenden Jeep die besten Bilder schießen zu können. Die serbische Panzerbesatzung identifizierte sein riesiges Teleobjektiv als bedrohliches Geschütz und reagierte entsprechend. Dies war nicht der einzige Todesfall, der hätte verhindert werden können.

Grundsätzlich muss gelten, dass allein das Team vor Ort bestimmt, was riskiert und gedreht werden kann, nicht die Heimatredaktion. Von dort versuchen einen gelegentlich nicht kompetente Kollegen, die sich nur an Agenturberichten orientieren, zu bedrängen und zu dirigieren. Diese werden bekanntlich aus vielen Quellen gespeist, sind nicht immer verlässlich oder auf dem letzten Stand. Auch hier sind die Informationen der örtlichen Mitarbeiter und deren Lageeinschätzungen vorzuziehen.

Selbst wer will, kommt nicht leicht und immer an den vermeintlichen Brennpunkt des Geschehens. In Zaire mussten meine geschickten Teamkollegen erst aus zwei defekten Krankenwagen ein fahrtüchtiges Vehikel zusammenbasteln, um uns nach Angola an die Front zu bringen. Im Golfkrieg war es der Ratschlag eines lokalen Mitarbeiters, uns einen findigen Taxifahrer anzuheuern, der den Funkverkehr von Polizei und Feuerwehr abhören konnte. So erfuhren wir, wo die irakischen Scud-Raketen eingeschlagen hatten und waren mit der Kamera schnell vor Ort.

In Krisen- und Kriegsregionen ist kein Reporter lange arbeitslos, zumal es heute nur noch selten Frontverläufe im traditionellen Sinne gibt. Meist sind die Storys mit Zivilisten ohnehin aufregender. Ich denke da an das vietnamesische Mädchen, das den durch Minen erblindeten Großvater pflegte und herumführte; den Briefträger in Sarajevo, der – trotz Scharfschützen – die Bons für die Rentner austragen musste; an die albanische Landärztin im Kosovo, die von serbischer Spezialpolizei gejagt wurde, um die medizinische Versorgung gänzlich zu stoppen; an den palästinensischen Kollaborateur in Israel, den der Geheimdienst nicht mehr brauchte und den die eigene Familie als Schandfleck unbedingt beseitigen wollte – um nur einige Beispiele zu nennen.

Wer ist der typische Kriegsreporter?

Mit Freunden, Kollegen und allen Veteranen bin ich einig: Es gibt ihn nicht, den typischen Kriegsberichterstatter. Schon gar nicht in Mitteleuropa, wo keiner allein von dieser Art Berichterstattung leben kann. Im Gegensatz übrigens zu angelsächsischen Ländern, die das Risiko entsprechend hoch dotieren. Und von dort kommen inzwischen auch häufiger Reporterinnen. Vermehrt tauchen sogar Kamerafrauen in Konfliktgebieten auf. „Rambotypen" treten höchstens noch in Erscheinung, wo amerikanische Privatsender versuchen, vor Ort die Konkurrenz auszuschalten. Draufgänger und Abenteurer wie vielleicht noch zu Zeiten von Ernest Hemingway sind ohnehin nicht mehr gefragt. Unter Fernsehjournalisten haben Einzelgänger auch keine Chance, wie oben ausgeführt. Teamarbeit ist angesagt, um den heutigen Anforderungen und technischen Bedingungen gewachsen zu sein.

Der ideale Kriegsreporter wäre jetzt eher ein intelligenter Feigling, war von einem CNN-Hierarchen zu hören. Das klingt zwar beleidigend, enthält aber ein Körnchen Wahrheit. Wer vor Ort keine Angst mehr hat, wird unvorsichtig und gefährdet so manchmal das ganze Team. Aber die Angst vor möglichen Gefahren lähmt nicht, sie wird weitgehend verdrängt. Vor allem vom Berufsstress, etwas Wichtiges zu verpassen oder vielleicht nicht rechtzeitig auf Sendung zu sein. Je länger man dabei ist, umso mehr beschäftigen einen Unwägbarkeiten und auszuschaltende Fehlerquellen. Kurzum: In Krisen- und Kriegsgebieten ist jeder meist voll beschäftigt und deshalb stark abgelenkt. Es gilt eher darauf aufzupassen, sich nicht zu sehr an Gefahren zu gewöhnen und dadurch leichtsinnig zu werden.

Grundsätzlich ist aber eine gewisse Risikobereitschaft vonnöten. Sonst begibt man sich besser gar nicht erst in Krisen- und Kriegsgebiete. Seine Mitarbeiter muss sich jeder Berichterstatter sorgfältig aussuchen. Wenn irgend möglich, sollte man mit einem erfahrenen Kameramann zusammenarbeiten. Bei interessierten Neulingen kommt es immer wieder vor, dass sich einer falsch einschätzt, psychisch nicht gewappnet ist und dadurch auch andere negativ beeinflusst. Entscheidend ist die Auswahl der lokalen Mitarbeiter. An allzu Unkundige oder gar Ideologen zu geraten, kann für das ganze Team schlimme Folgen zeitigen. Intelligente und sehr kontaktfreudige Stringer sind die besten Helfer und entsprechend gut zu dotieren.

Es ist normal, dass der Adrenalinspiegel in Konfliktzonen höher ist. Das lässt uns schneller und flexibler reagieren, auch länger durchhalten. Aber man sollte dennoch gut schlafen und das Geschehen verarbeiten können. Auch dabei kann Teamwork positiv wirken. Veteranen bilanzieren oft, dass sie sich im Laufe der Jahre verändert haben. Manche sind aggressiver geworden, alle zumindest unduldsamer, wenn sie beruflich oder daheim mit Nebensächlichkeiten zu sehr genervt werden. Einige klagen, geräuschempfindlicher als früher zu sein. Aber keiner, den ich kenne, brauchte eine psychologische Nachbehandlung im eigentlichen Sinne. Obwohl sicherlich viel verdrängt wird und einen manchmal Alpträume aus dem Schlaf reißen mögen.

Ein unlösbares Problem für manche Kollegen: Wann greift man ein, wird Teil des Geschehens, engagiert sich für eine Seite? So etwas kann sich ergeben, ist aber nie von vornherein Intention. Die Mission des Reporters muss die möglichst wahrheitsgetreue Berichterstattung bleiben. Trotz zu wahrender Distanz wird jedoch auch kein Journalist im Notfall Kriegsopfern Hilfe verweigern.

Ein Tschetnik forderte für seinen verletzten Kameraden unser gepanzertes Auto, nachdem sein Wagen mit Treffern im Kühler nicht weiterfahren konnte. Wir einigten uns auf Abschlepphilfe. Vom Hügel aus konnte sein Fahrzeug zum nächsten Verbandsplatz runterrollen. Eine solche Begebenheit wirkt nur im Nachhinein so harmlos und wäre ohne Nervenstärke von Kameramann Armin Wünsche womöglich anders ausgegangen. Kollege Thomas Morawski brachte im Kosovo einen UÇK-Mann ins damals serbische Hospital nach Priština (Prishtina), nicht ohne zuvor darauf zu bestehen, dass dem Verletzten zuvor Zivilkleider verpasst wurden. Ebenso wird die grundsätzliche Bereitschaft vorhanden sein, dringend benötigte Medikamente über Frontlinien zu transportieren, wenn sie Leben retten können. Wenn durch gesendete Beiträge Hilfsaktionen für vom Krieg Betroffene ausgelöst werden, verschafft das jedem Reporter sicherlich größte Befriedigung. Auch, wenn zumindest in kleinem Rahmen Versöhnung gelingt. Wie nach dem Krajina-Konflikt oder partiell nach dem Bosnien-Krieg. Da hatten sich die örtlichen Mitarbeiter auf beiden Seiten der einstigen Front eigentlich ewige Freundschaft geschworen, trinken heute zumindest Kaffee miteinander und gratulieren sich zu Festtagen. Viel mehr sollte ein Reporter in Kriegs- und Krisengebieten nicht erhoffen.

Thomas Roth

„Sagt die Wahrheit: Die bringen uns um!"

Der Tschetschenienkrieg oder Strategien zur Unterdrückung der Wahrheit

Es ist ein nebelverhangener Tag. Die hügelige Landschaft liegt unter einer dichten weißen Decke. Wir sind im zweiten Kriegsjahr. Aus der Ferne hallt der Donner der schweren Haubitzen herüber. Dazwischen das anhaltende Fauchen der Raketenwerfer, das sich die Ebene herauf wälzt und als unsichtbare Geräuschwolke rasch über uns hinweg zieht. Sie stehen ein paar Kilometer weiter draußen im Feld: die schweren Laster der russischen Armee. Statt einer Ladefläche sind 20 rund zwei Meter lange, schwenkbare Rohre aufmontiert. Mit einer kleinen Stichflamme fahren die Raketen aus den Rohren heraus und fliegen in flachem Winkel durch die Nebelschwaden ins Innere Tschetscheniens. Dann herrscht Stille. Ich zähle mit: „... acht, neun, zehn." Die Luft zittert ein wenig, während sich die Einschläge zu einem dumpfen Grollen vereinigen.

„Bamut!", sagt der Mann am Straßenrand neben mir. „Das ist in Bamut!"

Ein anderer widerspricht: „Samaschki! – Die beschießen Samaschki!" Beides sind tschetschenische Dörfer auf halbem Weg zwischen der Grenze der russischen Provinz Inguschetien und der tschetschenischen Hauptstadt Grosny. Beide wurden schon im ersten Tschetschenienkrieg schrecklich zugerichtet. Aber vielleicht ist es weder Bamut noch Samaschki, sondern ein drittes oder ein viertes oder fünftes Dorf. In Tschetschenien liegen sie alle. Und die Methode ist überall die gleiche. Die russische Armee bewegt sich wie eine Feuer speiende Dampfwalze voran. Und das seit Kriegsbeginn. Genauer – seit Beginn des zweiten Tschetschenienfeldzuges.

Leichen in Ruinenfeldern

Im ersten Krieg, der am 11. Dezember 1994 begann, war das noch anders. Damals stießen einzelne Panzerkolonnen bis nach Grosny vor, blieben dort stecken und wurden im blutigen Straßenkampf mit den tschetschenischen Rebellen aufgerieben. Es kam zu fürchterlichen Verlusten. Erst nach Tagen nahm die schon vorab siegestrunkene russische Generalität die Blutopfer zur Kenntnis: die aus den geöffneten Luken der Schützenpanzer hängenden verkohlten Leiber blutjunger Soldaten, die sie ins Verderben geschickt hatten. Die Leichen in den Ruinenfeldern um den hart umkämpften Bahnhof von Grosny. Viele der Soldaten kamen von weit her, um in den Straßen von Grosny schließlich buchstäblich zu verrecken: aus Sibirien oder aus dem fernen Osten. Aus Karelien an der finnischen Grenze oder aus St. Petersburg. Vorbereitet waren sie alle nicht. Weder die Generäle noch die Soldaten. Schon gar nicht die jungen Wehrpflichtigen. Indes – die Generäle im Hauptquartier bei Mozdok, einer Stadt außerhalb Tschetscheniens in der russischen Provinz Nordossetien, nahmen das Desaster in sicherem Abstand zur Kenntnis. Vom strategischen Flughafen bei Mozdok ließen sie ihre Bomber und die „Krokodile", die mit Raketen bestückten Kampfhubschrauber, aufsteigen und hofften, dass sich das Problem dadurch lösen ließe. Es ließ sich aber dadurch nicht lösen. Zwei Jahre und Tausende von Toten später mussten sie klein beigeben.

Eine Schmach, die sie nie vergessen haben. Der Gedanke an Revanche lauerte in jedem von ihnen. Jetzt, im zweiten Anlauf, beim zweiten Tschetschenienkrieg, glauben sie daraus gelernt zu haben. Nun gilt das Prinzip „Feuerwalze". Vernichten aus der Ferne, dann erst schrittweises Nachziehen der Truppen und schließlich die „Tschistka", die so genannte „Säuberung". Ein Wort, das unwillkürlich an Stalin und seine blutigen „Säuberungen" erinnert. Oder an die von ihm angeordnete Deportation des tschetschenischen Volkes im April 1944 nach Zentralasien. Wie Vieh wurden sie damals zusammengetrieben und in Güterwagen in die Steppen Kasachstans verschleppt. Zigtausende kamen während des Transports elend um. Von der Deportation und dem Massensterben drang damals so gut wie nichts nach draußen. Die kommunistische Propaganda denunzierte die Tschetschenen als Kollaborateure der Wehrmacht, auch wenn die gar nicht bis Tschetschenien gekommen war. Doch es ging damals nicht nur um die Beseitigung eines potenziellen Unruheherds. In Wirklichkeit wurde im gleichen Aufwasch eine alte Rechnung erneut beglichen, die tief im russischen Unterbewusstsein verankert ist. Sie lässt sich schon bei Lew Tolstoi zum Beispiel in der Erzählung von „Hadschi Murat" nachlesen: der Jahrzehnte lange Widerstand der Tschetschenen und ihres Führers Imam Schamil gegen die Unterwerfung durch die zaristischen Truppen, als sie im 19. Jahrhundert den Kaukasus kolonisierten. Schon damals kam es zu fürchterlichen Blutbädern, verursacht vor allem durch die Taktik der verbrannten Erde, zu der damals der zaristische General Jermolow griff, als nichts anderes mehr half. Das Prinzip „Feuerwalze" wurde schon angewandt. All das ist tief ins kollektive Gedächtnis beider Seiten eingebrannt und liefert bis heute als historischer Unterstrom mit einen Grund für die Grausamkeit des Vorgehens bei diesem in Wirklichkeit alten und nie gelösten Konflikt.

„Hier leben Menschen!"

Die beiden Männer, mit denen ich am Straßenrand stehe, werden sich nicht einig, welches Dorf nun von der russischen Armee gerade zusammengeschossen wird. Beide Männer sind Tschetschenen. Beide wollen sie über die Grenze. Beide haben drüben Haus und Hof und beide sind sie vereint in ihrem nur schlecht unterdrückten Hass gegen die russischen Besatzungstruppen. Heute Morgen wollten sie hinüber, um zu sehen, ob noch irgendetwas von ihrem Eigentum übrig ist außer rauchenden Ruinen. Doch der Posten „Kaukasus 1" hat die einzige größere Zufahrtsstraße nach Grosny abgeriegelt. An dem hinter klobigen Betonblöcken und Sandsäcken verschanzten Posten stehen schwer bewaffnete Truppen des russischen Innenministeriums. Im Feld sind mit schweren Maschinengewehren bestückte Schützenpanzer eingegraben. Die Straße ist durch eine Schranke geschlossen. Geöffnet wird sie nur für Nachschubfahrzeuge der russischen Armee, die Munition, Treibstoff und Verpflegung für die Truppen nach Tschetschenien hinein transportieren. Ich bin etwas nervös. So wie es aussieht, wird unser Plan nicht funktionieren, an dem wir schon seit mehr als einer Woche arbeiten. Zwei russische Kollegen, mit denen wir im ARD-Studio Moskau schon lange zusammenarbeiten, haben den Posten „Kaukasus 1" und die vier folgenden auf der Straße nach Grosny seit Tagen intensiv „gepflegt". Geld, Zeitungen, Zigaretten. Das schafft Vertrauen. Die richtigen Papiere hatten sie sich ebenfalls „besorgt". So gelangten sie, trotz offiziellem Verbot, immer wieder hinein ins unmittelbare tschetschenische Kriegsgebiet. Diesmal sollte noch eine weitere Person in ihrem Auto sitzen, nämlich ich. Am Posten „Kaukasus 1" staute sich bereits eine lange Kolonne von PKWs, Bussen, kleinen Lastwagen. Ich steige in den „Schiguli", den russischen Fiat meiner Kollegen und ziehe mir die Fellmütze tief ins Gesicht. Die Ohrenschützer sind heruntergeklappt, um auch das letzte meiner weißen Haare unter der „Schapka" zu verstecken. Weiße Haare sind nicht unbedingt verdächtig, andererseits fallen sie auf. Also lieber unter die Schapka damit.

Wir fahren an der Autoschlange vorbei auf den Posten zu. Durch das geöffnete Seitenfenster streckt mein russischer Kollege den Soldaten ein Bündel frischer Zeitungen entgegen, die ich aus Moskau mitgebracht habe.

„Hab wieder was zu lesen dabei!", ruft er den Soldaten zu. Die lachen und freuen sich. Sie schöpfen keinen Verdacht.

„Bleibt nicht so lange, da hinten tut sich was!", ruft einer der Posten ins Auto hinein und nimmt die Zeitungen, während er mit dem Kinn in die Richtung deutet, aus der der Geschützdonner herüberrollt. Wir fahren im Schritttempo an der inzwischen geöffneten Schranke vorbei. Die Kamera liegt unter einem Mantel, von außen ist sie nicht zu sehen. So kommen wir durch. Das klappt auf Grund der vorangegangenen „Pflege" auch bei den folgenden Posten. Nur einmal wird es brenzlig. Beim letzten Posten vor unserem Ziel, dem tschetschenischen Dorf Alchan-Jurt. Wir halten an, meine russischen Kollegen steigen aus, um mit den Soldaten zu reden. Ich bleibe auf dem Rücksitz, sicher ist sicher. Plötzlich öffnet sich die Tür und zwei der Soldaten steigen vorne ein.

„Wie geht's?!", sagt der eine, legt sich die Kalaschnikow-Maschinenpistole über die Knie und schiebt eine Audiokassette in den Rekorder am Autoradio. Sie wollen ein bisschen russische Popmusik hören, bevor wir weiter fahren. An einem längeren Gespräch sind sie nicht interessiert. Das ist gut, denn sie hätten mich sehr schnell als Ausländer identifiziert. So bleibt es beim Austausch von ein paar zusätzlich von der Musik übertönten Bemerkungen. Auch sie schöpfen keinen Verdacht. Nach einer Weile steigen sie aus und wir fahren weiter. Was mir bei Entdeckung gedroht hätte? Verhaftung, Verhör, begleiteter Rücktransport in das Hauptquartier, Verwarnung, Rückflug nach Moskau und eine Menge Ärger und Schwierigkeiten in der Zukunft. Nicht mehr, aber auch nicht weniger. Doch dazu kommt es nicht.

Wir gelangen schließlich in das Dorf Alchan-Jurt, das vor kurzem von der russischen Armee zusammengeschossen wurde. Zerstörte Häuser, verkohlte Dächer, Granattrichter in den Gärten oder mitten in einem Wohnhaus. Kühlschränke und Möbelstücke liegen am Rand der Dorfstraße herum. In den Hinterhöfen haben sich die Dörfler aus Holzplatten, Balken und Mauersteinen Notbehausungen gebaut, aus denen kleine Ofenrohre herausragen. Mit Kreide angeschrieben steht „Hier leben Menschen!" an den Verschlägen. Es gelingt mir in aller Eile, mit einer Reihe von Dorfbewohnern zu sprechen. Sie schildern zum Teil sehr erregt in die Kamera, wie die Feuerwalze vor ihrem Dorf halt machte. Die Haubitzen und die „Grads", die Raketenwerfer, wurden in Stellung gebracht und beschossen Salve auf Salve stundenlang das Dorf, in dem die russische Armee tschetschenische Kämpfer vermutete. 42 Dorfbewohner kamen dabei ums Leben. Alte, Frauen, Kinder, so schildern es die Überlebenden. Vorwarnung habe es keine gegeben. Sie hätten einfach geschossen und aus Flugzeugen und Hubschraubern bombardiert. Nach einer Stunde packen wir in aller Eile ein, verstecken die Kamera im Auto, denn am Dorfrand fährt plötzlich eine Armeekolonne vorbei. Journalisten dürfen sich hier nicht aufhalten, schon gar keine Fernsehkameras. Als die Kolonne vorüber ist, machen wir uns auf den Rückweg. Die bestochenen Posten winken uns zu und lassen uns wiederum durch. Das Manöver ist gelungen. Die Bilder und die Schilderungen der Dorfbewohner werden später in den ARD-„Tagesthemen" gesendet.

Verhinderung authentischer Berichterstattung

Auf solche, letzten Endes leider nicht ungefährliche Weise mussten wir uns immer wieder Informationen aus erster Hand in Tschetschenien besorgen. Je länger der Krieg dauerte, umso schwieriger wurden solche Unternehmungen. Und umso gefährlicher. Denn im Verlauf des Krieges fransten die Frontlinien immer mehr aus. Auch wenn die russische Armee ein Gebiet als erobert ansah, so sammelten sich in ihrem Rücken trotzdem immer wieder Rebellenkommandos zu Überfällen und Bombenattentaten oder legten auf viel befahrenen Straßen Minen. Das gilt bis heute. Wirklich sicher ist nichts. Deshalb immer noch die hohe Zahl der Opfer unter den russischen Soldaten, den örtlichen Milizen und den Truppen des Innenministeriums. Offiziell ist die Zahl der Opfer, Stand Februar 2001, bei knapp 3.000 angelangt. Offiziell. In Wirklichkeit sind es vermutlich mehr. Bezeichnend ist, dass es über die Opfer unter der Zivilbevölkerung seitens der russischen Führung keine Angaben gibt. Solche Zahlen werden gar nicht erst gefälscht. Dieser Teil der Wirklichkeit existiert für sie nicht. Es handelt sich schließlich offiziell um eine Befreiungsaktion und um „Aktionen gegen den internationalen Terrorismus". Unabhängige Schätzungen der zivilen Opfer schwanken zwischen zehn- und vierzigtausend. Wirklich überprüfen kann das derzeit niemand außer der russischen Armee oder dem russischen Innenministerium. Beide haben daran aber kein Interesse, ganz im Gegenteil. Also bleibt es bei den genannten Schätzungen, die von der russischen Seite als Polemik abgetan werden. Trotz des brutalen Vorgehens der russischen Truppen und der russischen Luftwaffe wurde das vollmundig angekündigte Kriegsziel der „Befriedung Tschetscheniens in ein paar Monaten" nicht erreicht. Ein anderes Kriegsziel wurde im zweiten Tschetschenienkrieg allerdings sehr rasch und sehr weitgehend erreicht – das der Verhinderung von authentischer Berichterstattung durch die freie internationale Presse. Die russischen Medien, und das bedeutet vor allem die russischen Fernsehsender, wurden auf andere Weise gezähmt. Darauf werde ich gleich kommen.

Die Wahrheit stirbt zuerst: Bausteine einer Strategie: I. Krieg als Kommunikationsproblem

Was die Verhinderung von unabhängiger Berichterstattung und Unterdrückung der Wahrheit angeht, haben die russische Armee und der russische Geheimdienst im Vergleich zum ersten Tschetschenienkrieg erheblich „dazugelernt". Sie nahmen sich dabei ein Vorbild, das in Wirklichkeit niemanden zu überraschen braucht – die Militäraktion der NATO in Jugoslawien und die parallel dazu im NATO-Stab in Brüssel aufgebaute und in täglichen Pressekonferenzen umgesetzte PR-Strategie, präziser ausgedrückt: Propagandastrategie. „Rosinformzentr", „Russisches Informationszentrum" hieß das entsprechende Zauberwort in Moskau. Ort der Handlung: Das Pressezentrum des russischen Außenministeriums am Subowskij-Boulevard im Zentrum von Moskau. Fehlte noch die Besetzung der Hauptrolle: Der russische Jamie Shea, jener clevere und äußerst eloquente NATO-Sprecher während des Bombardements in Jugoslawien, hieß in Moskau Sergej Jastrschembskij. Ein asketisch wirkender Karrierediplomat, der es bis zum Sprecher des russischen Präsidenten Jelzin gebracht hatte, bevor der ihn in einer seiner ebenso zahlreichen wie rätselhaften Überraschungsaktionen über Nacht entließ.

Für russische Verhältnisse ist Sergej Jastrschembskij ein eloquenter, auf der internationalen Bühne durchaus gewandter und mit einem gehörigen Schuss Zynismus ausgestatteter Mann. Anfang der 90er Jahre wurde er Pressechef im russischen Außenministerium. Er war auch schon als Botschafter für die russische Föderation in der slowakischen Hauptstadt Bratislava im Einsatz. Sein Englisch ebenso wie sein Französisch ist exzellent. Ein geradezu idealer Mann für den Umgang mit der internationalen Presse. Das erkannte der damals bereits als amtierender russischer Präsident eingesetzte Wladimir Putin und ernannte Jastrschembskij zum „Mitarbeiter des russischen Präsidenten für den Nordkaukasus". Damit waren alle Voraussetzungen geschaffen, die offizielle Sprachregelung der Kriegsführung im Nordkaukasus in täglichen Moskauer Pressekonferenzen unter die Medien zu bringen. Was es während des ersten Tschetschenienkrieges überhaupt nicht gab, fand nun in Moskau – wie bei der NATO in Brüssel – zumindest eine Zeit lang sogar täglich statt. Für Russland eine nahezu revolutionäre Neuerung, doch der Wahrheit des Krieges kam man als Journalist auf diese Weise nicht näher. Das war natürlich auch nicht der Sinn dieser Übung. Der bestand vielmehr darin, insbesondere den gefräßigen elektronischen Medien mundgerecht „Futter" darzureichen – verbunden mit der Versicherung, dass man selbstverständlich jede mögliche Frage sofort und umgehend beantworten werde. Statt dem früheren „sowjetischen" Schweigen nun also eine moderne „Kommunikationsstrategie", die ja während des Jugoslawienkonflikts im Brüsseler NATO-Stab bei den täglichen „briefings" glänzend funktioniert hatte. Bis hin zur Übernahme von neutralistischen Wortungeheuern wie „collateral damage", der so genannten „Kollateralschäden", die zivile Opfer an Menschen und Sachen auf eine Weise umschreiben sollten, dass man möglichst den Eindruck gewinne, als würde sozusagen blutlos gestorben, wenn überhaupt.

Sensationswert als sinnlicher Treibsatz

Solche Worte (und die semantisch mitschwingende Absicht) tauchten durchaus in den Berichten und Livekommentaren der Journalisten wieder auf. Zeichen für einen gelungenen Kommunikationsakt. Erst nach einiger Zeit wurde diese Sprachregelung auch in den Berichten kritisch aufgegriffen. Damit aber war das sprachkritische Rennen schon verloren. Denn entscheidend ist, dass eine solche Kommunikationsstrategie bei der Vorbereitung und am Beginn eines militärischen Konflikts funktioniert. Danach entfaltet jede militärische Auseinandersetzung eine Eigendynamik, verbunden mit einer stets neuen Welle an Details und Fakten, die der sprachkritischen Ebene bei der täglichen nachrichtlichen Berichterstattung schon keinen Raum mehr lässt. Es sei denn, es handelt sich um besonders erfahrene und widerständige Journalisten. Bei der enormen Zunahme nachrichtlicher Sendungen setzt aber ganz zwangsläufig auch bei den Journalisten der „Schichtbetrieb" ein. Kein Sender der Welt verfügt über soviel in solchen Konflikten ausreichend erfahrene Journalisten, um sie rund um die Uhr über mehrere Monate hinweg einzusetzen. Gute Chancen also für moderne (und erfahrene) Kommunikationsstrategen, ihr Ziel der Durchsetzung von Konflikt verhüllenden „Sprachregelungen" zu erreichen. Die Modernität besteht darin, dies nicht, wie früher, auf dem Weg der Zensur und der Verordnung zu erreichen, sondern über das tägliche und massenhafte „Kommunikationsangebot". Das enorme Bedürfnis nach „Information" lässt sich viel besser durch den schnellen Rhythmus noch massenhafterer Angebote (in Ton und Bild) befriedigen – inklusive der eingebauten Sprachregelungen. Die Kommunikationsgesellschaft kommuniziert in solchen Situationen mit sich selbst, und das immer schneller. Der potenzielle Sensationswert bewaffneter Auseinandersetzungen spielt dabei ganz besonders bei den elektronischen Medien, und hier vor allem beim Fernsehen, die Rolle des sinnlichen Treibsatzes. Einmal gezündet, lässt er sich so gut wie nicht mehr einholen.

Praktisch alle kriegerischen Konflikte der 90er Jahre, die Europa beschäftigten, haben dieses Muster regelrecht schematisch nachvollzogen – allen voran der Golfkrieg.

Bei den reflektierteren Redaktionen folgte, ebenfalls wie eine Regel, die sprach- und ideologiekritische Nachbereitung. Aber eben erst beim Abflauen oder gar erst nach dem Ende des Konflikts. Möglicherweise ist dies ja auch nicht vergeblich. Der Golfkrieg und die nach Ablauf des Konflikts erfolgte kritische Aufarbeitung zeigte allerdings, dass dieses Wissen, wenn überhaupt, in den sich schnell verändernden elektronischen Medien nur sehr schwer festzuhalten ist. Anderenfalls wäre die mediale Kommunikationsstrategie der NATO nicht so erfolgreich gewesen. Ganz davon abgesehen, dass es bei der Aufarbeitung solcher Erfahrungen häufig eine regelrechte Rollenverteilung gibt. Die vom täglichen Nachrichtenbetrieb (auch ihrem Selbstverständnis nach) eher entfernteren Redaktionen arbeiten das journalistische Dilemma nach dem Konflikt in Hintergrundsendungen auf. Die anderen Redakteurinnen und Redakteure bleiben im nie stillstehenden, ja sich sogar ständig erweiternden Nachrichtenbetrieb und erledigen das drängende tägliche Geschäft. Da dieses Geschäft aber nicht aufzuhalten ist, wäre ein sehr viel vernetzteres Denken und Arbeiten nötig, als es gegenwärtig fast überall praktiziert wird, um diesem für kritische Berichterstattung so gefährlichen Mechanismus zu begegnen. Dem stehen aber wiederum eine Menge Hindernisse entgegen – nicht zuletzt in den Köpfen der Produzierenden selbst. Das freilich ist eine andere, ebenfalls nicht ganz unkomplizierte Diskussion, die mehr Raum braucht, um sie hier zu führen. Ich wollte dennoch zumindest das Problem benennen, dem sich aktueller Journalismus heute ausgesetzt sieht – gleichgültig, ob er das wahrnehmen will oder nicht.

Die neue russische Medienstrategie

Der Anfang der neuen russischen Propagandastrategie im Oktober/November 1998 bei erneutem Kriegsbeginn in Tschetschenien verriet indes noch eine gewisse Unbeholfenheit. Sie begann mit einer überaus plumpen Fälschung. Zugeschnitten auf die Bedürfnisse der internationalen Fernsehsender wurde – wiederum eng orientiert an den NATO-Pressekonferenzen und dem dort vorgeführten „Videokrieg" – ein Film gezeigt, der deutlich sichtbar aus altem Videomaterial und Filmstücken zusammengesetzt war, die man aus irgendwelchen Archiven hervorgeholt hatte: Einschläge, Brände, mehr oder weniger kunstvoll zusammen montiert, aber alleine schon durch die höchst unterschiedliche Qualität des Materials mit etwas geübtem Auge als zumindest dubios, wenn nicht gar als reine Fälschung erkennbar. Die Propagandabrigade des Geheimdienstes hatte schlecht gearbeitet. Der sowjetische Stil plumper Fälschung entlarvte sich selbst und stand gelegentlich in durchaus merkwürdigem Gegensatz zu der eher rhetorisch gewandten Figur des Chefs des „Rosinformzentr", Sergej Jastrschembskij. Natürlich nahm keiner der erfahreneren Journalisten diesen eher lächerlichen Filmstreifen ernst, der den Beginn eines erfolgreichen Kriegsverlaufs demonstrieren sollte. Insofern war, anders als bei der NATO, dieser Baustein der neuen russischen Kommunikationsstrategie besonders leicht erkennbar.

Etwas anders verlief es mit erheblich drastischerem Videomaterial, das ebenfalls aus Geheimdienstquellen oder aus Sonderabteilungen des Innenministeriums stammte und den Journalisten vorgeführt wurde. Es war allem Anschein nach zumindest zu einem Teil authentisch. Diese Bilder dokumentierten Folterungen und Morde tschetschenischer, zumindest aber kaukasischer Entführer an ihren russischen und ausländischen Opfern. Das Bildmaterial war offenbar teilweise von den Entführern mit Amateurkameras selbst gedreht. Es sollte wohl die Entschlossenheit der Entführer demonstrieren und diente laut offizieller Darstellung zur weiteren Erpressung von Lösegeld. Diese Bilder waren in der Tat in ihrer Brutalität kaum zu überbieten. Sie bezeichneten außerdem das sehr reale Problem, das sich Tschetschenien in den Jahren 1996 bis 1998, also zwischen den beiden Kriegen, zu einem Eldorado für Entführer, Räuber und Drogenhändler entwickelt hatte. Die Macht des gewählten Präsidenten Maschadow endete zu dieser Zeit in Wirklichkeit schon an den Rändern der Innenstadt von Grosny. Spätestens ab der Stadtgrenze (und gelegentlich schon davor) regierten einzelne Feldkommandeure, Warlords oder Clan- und Bandenchefs in ihren jeweiligen Einflussgebieten mehr oder weniger ungestört. Journalistische Arbeit in oder Berichterstattung aus Tschetschenien war zu diesem Zeitpunkt deshalb höchst gefährlich. Jeder, der das versucht hat, weiß das. Journalisten, die sich dennoch hinein wagten, taten dies nur unter schwerster tschetschenischer Bewachung, die eine Allianz mit einem der so genannten Feldkommandeure voraussetzte und viele harte Dollars kostete. Freie und unabhängige journalistische Arbeit war unter diesen Umständen in Wirklichkeit nicht möglich. Und niemand konnte garantieren, dass der jeweilige Feldkommandeur und seine den Journalisten zahlreich mitgegebenen „Leibwächter" an solchen Entführungen nicht mittelbar oder unmittelbar selbst beteiligt waren. Es ist eine schwierig abzuwägende Frage, ob es journalistische Ethik erlaubt, mit solchen Kräften (notwendigerweise) zusammenzuarbeiten, deren Kriegskassen dadurch mit aufzufüllen und ihnen zugleich eine Glaubwürdigkeit zuzuordnen, die sie mit hoher Wahrscheinlichkeit nicht verdienen. Ich habe mich in beiden Kriegen und in der Phase dazwischen dagegen entschieden. Die eine oder andere „story" ging dadurch verloren. In meinen Augen war das dennoch besser so.

Unterschiedliche Maßstäbe

Vor diesem Hintergrund zeigte das vom „Rosinformzentr" vorgeführte drastische Bildmaterial durchaus bedrohliche Tatsachen, an denen jedenfalls im Prinzip nicht zu rütteln war – auch wenn man sich von offizieller Seite gar nicht erst bemühte, den Zusammenhang der einzelnen „Fälle" und des vorgeführten Materials zu erhellen oder wenigstens im Detail darzustellen. Warum entfalteten die brutalen Bilder dennoch nicht die beabsichtigte Wirkung? Es gibt dafür eine Reihe von Gründen. Der wichtigste hängt mit Glaubwürdigkeit zusammen. Dieses Material tauchte in der vorgeführten Drastik erst auf, als es einen Krieg rechtfertigen sollte, der vor allem bei der Zivilbevölkerung horrende Opfer forderte und in seinem Vorgehen gegen alle internationalen Konventionen verstieß, die auch Russland unterschrieben hatte. So drastisch und erschreckend das Videomaterial der verbrecherischen Folter und Hinrichtung von Entführungsopfern war, wenn es denn echt war, zur Rechtfertigung eines Krieges gegen die Zivilbevölkerung, zur Vernichtung ganzer Dörfer und Flüchtlingskonvois konnte es gar nicht ausreichen. Jedenfalls nicht bei denen, die den realen Kriegsverlauf aus eigener Anschauung kannten und so authentisch wie möglich darüber zu berichten versuchten. Das war zumindest bei den seriöseren internationalen Medien der Fall. Als der russische „Apparat", sprich die Stäbe des Geheimdienstes, des Innenministeriums und der Armee, das nach dem ersten Chaos bei Kriegsbeginn erkannten, versuchten sie, vor Ort im Kriegs- und Krisengebiet selbst das Netz um die Journalisten, die sich trotz allem dorthin wagten, noch enger zu ziehen. Aus dem oben genannten Grund verpufften im Übrigen auch die von den russischen Botschaften in den wichtigsten Ländern Europas und in Washington organisierten Vorführungen dieses Videomaterials. Ziel dieser Vorführungen im Ausland war auch, die jeweiligen Heimatredaktionen gegen die Russland-Korrespondenten vor Ort auszuspielen und ihnen Einseitigkeit in der Berichterstattung zu unterstellen. Doch es blieb letztlich ein zu durchsichtiger Propagandaversuch. Er desavouierte sich durch einen weiteren Grund selbst – den der unterschiedlichen Maßstäbe. Wer anderen, und sei es zu Recht, solche Verbrechen vorhält oder sogar nachweist, von dem wird gewiss erwartet, dass er an sich selbst zumindest vergleichbare Maßstäbe anlegt und solche Verbrechen verfolgt, wenn sie von den eigenen Truppen begangen werden. Das aber war sichtbar nicht der Fall: weder beim generell brutalen Vorgehen der russischen Truppen gegen die tschetschenische Zivilbevölkerung als Ganzes, noch beim strafrechtlichen Verfolgen einzelner Kriegsverbrechen wie etwa Vergewaltigung und Mord an tschetschenischen Frauen.

II. Verheimlichung von Kriegsverbrechen

Ein kleines Bezirkskrankenhaus in der russischen Provinz Inguschetien, nicht weit von der Grenze zu Tschetschenien. Angesichts der Umstände sieht dieses Krankenhaus sogar gut aus. Mehr oder weniger saubere Gänge, durchzogen von leichtem Uringeruch, der aus der ständig durchlaufenden Toilette dringt. Die Heizung funktioniert, die Zimmer sind einigermaßen warm.

„Uns hat der Krieg regelrecht überfallen", sagt die Chefärztin Fatima Kokurchajewa bitter, „niemand hat uns vorgewarnt, niemand konnte auch nur irgendetwas vorbereiten, und wir waren vorher schon knapp mit Medikamenten!"

Schmerzmittel, Verbandsmaterial, damit sind sie fast am Ende. Nur für die dringendsten und schlimmsten Fälle halten sie es noch bereit.

„Das war denen doch von vornherein egal, was sie mit den Menschen anrichten!" Fatima blickt voller Verachtung auf den Boden. Dann schaut sie mir in die Augen.

„Ich bin Russin, verstehen Sie?! – Aber so darf niemand mit Menschen umgehen. Die haben sie doch vor sich her getrieben wie Vieh und wenn sie verletzt waren, haben sie sich nicht um sie gekümmert. Es gibt hier Frauen bei uns, die können ihnen schlimme Sachen erzählen oder interessiert sie das auch nicht?", fragt sie mit einem bitteren Zug um den Mund.

Die Ärztin schildert, dass bereits ein Fernsehteam vom russischen Staatsfernsehen hier war, aber das hätte sich dafür nicht interessiert. Dann führt sie mich in ein Krankenzimmer, in dem drei Frauen liegen. Eine davon trägt einen Verband um den Hals und liegt mit bleichem Gesicht im Bett. Sie sei immer noch sehr schwach, meint die Patientin, aber es ginge ihr schon viel besser. Das schlimmste sei der Schock gewesen, den sie durch die Ereignisse erlitten habe. Ich stelle mich der Patientin vor und frage, ob sie denn bereit und in der Lage ist, mir in die Kamera ihre Geschichte zu erzählen. Sie nickt leicht, Fatima richtet sie etwas auf und schiebt ihr ein zweites Kissen unter den Kopf. Was sie erzählt, hört sich tatsächlich an wie ein schrecklicher Alptraum.

Cheida Bartschischwili ist Mutter dreier Kinder und lebte mit ihrer Familie in Grosny. Als die russische Luftwaffe begann, Grosny zu bombardieren, beschlossen sie zu fliehen. Ihnen steckte noch die Erinnerung an den ersten Tschetschenienkrieg und die Schlacht um Grosny in den Knochen. Damals konnten sie sich nicht vorstellen, dass die Innenstadt von Grosny regelrecht vernichtet werden würde. Jetzt aber wussten sie, dass so etwas nicht nur möglich, sondern noch einmal sehr wahrscheinlich war. Also flohen sie ins benachbarte Inguschetien, in eines der eben entstehenden provisorischen Flüchtlingslager.

„Wir wollten lieber frieren als sterben." Cheidas Stimme klingt schwach, aber dennoch verständlich. Die Pupillen der tief in den Höhlen liegenden Augen flackern ein wenig. Natürlich bangten sie um ihr kleines Häuschen in einem Vorort von Grosny. Irgendwann beschlossen sie nachzuprüfen, ob denn davon überhaupt noch etwas übrig war. Ein gefährlicher Gang. Sie mussten einen Teil des Kriegsgebiets durchqueren, um in das von der russischen Armee eroberte Grosny zu kommen. Auf dem Weg dorthin mussten sie an vielen russischen Posten vorbei, von denen jeder Geld als eine Art Wegzoll nahm und sie erst dann durchließ.

„Wenn ich meinen Mann geschickt hätte, den hätten sie doch sofort verhaftet, irgendwohin verschleppt, eingesperrt oder vielleicht sogar umgebracht. Also haben wir überlegt, dass ich dorthin gehe und mein Mann mit den Kindern im Lager bleibt."

Wie Cheida haben sich viele tschetschenische Frauen entschieden. Und das mit gutem Grund. Es war in der Tat so, dass die russischen Posten in jedem tschetschenischen Mann einen potenziellen tschetschenischen Kämpfer sahen und sehen. Deshalb war es für die Männer besser, diesen Posten nicht zu begegnen. Also machte sich Cheida zusammen mit zwei ihr bekannten Frauen auf den Weg. Die beiden anderen hatten das gleiche Ziel und auch sie wollten herausfinden, ob ihre Wohnungen überhaupt noch erhalten oder schon zerbombt waren. Am späten Nachmittag erreichten die drei Frauen mit einem Flüchtlingsbus den Stadtrand von Grosny. Sie stiegen aus und wollten zu Fuß weiter. Doch sie kamen nicht weit. An einem Ruinenfeld wurden sie von drei jungen Soldaten gestellt. Sie zwangen die Frauen in eine ausgebrannte Ruine.

„Wir bekamen plötzlich schreckliche Angst, dass die uns ermorden wollten und flehten um unser Leben. Da drehte sich einer der Soldaten zu uns hin und begann

einfach zu schießen. Ich sah noch, wie meiner Nachbarin ein Teil der Stirn weg geschossen wurde, dann traf es mich am Hals und ich fiel um!"
Die beiden anderen Frauen waren sofort tot, Cheida stellte sich instinktiv tot.

„Ich hörte, wie einer von ihnen schrie, dass er ein Messer brauche, um uns die Ringfinger abzuschneiden. Sie durchsuchten in höchster Eile unsere Taschen. Hätte er mir den Finger abgeschnitten, wäre ich bestimmt heute tot, weil ich vor Schmerz geschrien hätte!"

Die Soldaten brachen die Durchsuchung überhastet ab, einer schüttete Diesel über die Frauen, und zündete sie an. Doch die Kleider brannten nicht, weil sie vom Schnee und Schlamm feucht waren. Schließlich rannten die Soldaten davon. Cheida gelang es, zu einem der nahe liegenden Keller zu kriechen, in dem Menschen wohnten, die ihre Wunde am Hals versorgten. Mit einem Flüchtlingsbus verließ sie später die Hölle von Grosny. In der Nachbarprovinz Inguschetien wurde sie in das Krankenhaus aufgenommen.

Putins „andere Akzente"

Ich habe in Inguschetien und Tschetschenien immer wieder von Frauen solche Schilderungen gehört. Die Menschenrechtsorganisation „Human Rights Watch" hat über Monate solche Berichte und Schilderungen gesammelt, sie schließlich in einer Broschüre zusammengefasst und veröffentlicht. An den Vorgängen im Kriegsgebiet hat das natürlich nichts geändert. Auch deshalb wollte und musste die russische Armee um jeden Preis verhindern, dass Journalisten Zugang zu Tschetschenien bekommen oder sich dort gar frei bewegen. Es kämen zu viele solche Informationen ans Tageslicht, die der russischen Führung möglicherweise im westlichen Ausland schadeten. Im weiteren Kriegsverlauf gelang die Isolierung des Kriegsgebiets vor Journalisten und Fernsehleuten immer besser. Der einzige offiziell genehmigte Zugang nach Tschetschenien hatte über das „Rosinformzentr" und dessen Chef Jastrschembskij zu laufen. Der stellte immer wieder eine Art journalistischer Reisegruppe zusammen, die zum russischen Hauptquartier Chankala bei Grosny geflogen und von dort unter Bewachung für ein paar Stunden nach Grosny gefahren wurde. Das war alles. Und auch diese „Jastrschembskij Tours", wie sie unter den Moskauer Journalisten genannt wurden, kamen nur deshalb zustande, weil zumindest eine Zeit lang einige europäische Staaten und die EU Russland wegen des Vorgehens in Tschetschenien kritisierten und Zugang für die Presse forderten. Als dieser Druck nachließ bzw. zum rhetorischen Ritual ohne echte politische Konsequenzen erstarrte, wurden diese „Jastrschembskij Tours" wieder abgeschafft. Anfang Februar 2001 übertrug der russische Präsident Putin dem Geheimdienst FSB die Führung des Feldzuges in Tschetschenien, der ihn „mit einigen anderen Akzenten" (Putin) versehen sollte, was immer das bedeutete. Offenbar glaubt Putin, sich auf den Geheimdienst, aus dem er selbst kommt und den er selbst ein paar Monate geleitet hatte, besonders gut verlassen zu können. Das betrifft auch die Abriegelung des Kriegsgebiets, die seitdem noch besser funktioniert. Das ist im

Übrigen keine spezifisch russische Taktik. Praktisch alle Krieg führenden Parteien vom Golfkrieg bis nach Jugoslawien haben sie angewandt. Die russische Führung wandte sie nach den für sie bitteren Erfahrungen im ersten Tschetschenienkrieg an: Die drei großen russischen Fernsehsender hatten aus dem ersten Krieg mit zum Teil sehr beeindruckenden Bildern und mutigen Reportagen berichtet. Das galt es zu verhindern. Und zwar nicht nur im Kriegsgebiet, sondern direkt an der Quelle: in den Sendezentralen in Moskau. So geschah es.

III. Knebelung der russischen Medien

Auf die Entwicklung, insbesondere der elektronischen Medien und damit vor allem der Fernsehsender nach dem Zusammenbruch der Sowjetunion, im Einzelnen einzugehen, würde hier zu weit führen. Dennoch lässt sich sagen, dass ausgangs der Gorbatschowschen „Glasnost" und in den Jelzin-Jahren bis etwa Frühjahr 1996, die russischen Medien von einer eher chaotischen als wirklich organisierten Entwicklung geprägt waren. Das ermöglichte einerseits journalistische Freiheiten, die zu Zeiten der Sowjetunion völlig undenkbar waren, andererseits wurden die Sender Teil des „Wolfskapitalismus", in dem Fernsehprogramme, ja ganze Sender gekauft, verkauft und als Geldwaschanlagen benutzt wurden. Regelrecht lebensgefährlich waren die Kämpfe um die Fernsehreklame und die entsprechenden Werbezeiten im Programm. Mit höchster Wahrscheinlichkeit hängt damit der Mord an dem russischen Kollegen Wladimir Listjew zusammen. Ein überaus populärer Journalist und Moderator, der Programmdirektor des in eine Aktiengesellschaft umgewandelten Senders ORT werden sollte. Sein Fehler bestand darin, dass er bereits vor Amtsantritt ankündigte, die Fernsehreklame für drei Monate aussetzen zu wollen. Grund: Die Finanzen und die Strukturen des Senders sollten erst einmal geordnet werden. Kurz darauf erschossen ihn zwei Killer im Aufgang seines Hauses in der Moskauer Innenstadt. Dieser Mord wurde, wie viele andere, bis heute nicht aufgeklärt. Dennoch – im Chaos dieser ganzen postsowjetischen Entwicklung war zugleich ein erhebliches Maß an journalistischer Freiheit möglich. Diese Freiheit und den Mut der russischen Fernsehjournalisten bekamen Jelzin und seine Krieg führenden Generäle zu spüren, als sie am 11. Dezember 1994 den ersten Tschetschenienfeldzug in Gang setzten. Solche Berichterstattung hatte entscheidenden Anteil daran, dass der Krieg mit Friedensverhandlungen und einem Kompromiss mit der tschetschenischen Seite beendet werden musste. Jelzins Nachfolger Wladimir Putin wollte das bei dem von ihm begonnenen zweiten Tschetschenienkrieg im Oktober 1998 von Anfang abstellen. Er nahm dafür eine Zangenbewegung vor und verband politischen mit ökonomischem Druck.

Es ging und geht im Wesentlichen um die drei großen russischen Fernsehkanäle ORT, RTR und NTW. Bei RTR (Rossiskoje Radio i Televidinje, Russisches Radio und Fernsehen), dem so genannten „Zweiten Kanal", einem direkt aus dem Staatshaushalt finanzierten Sender, gab es naturgemäß damit keine Probleme. Bei ORT

(Obschestwenoje Radio i Televidinje, Gesellschaftliches Radio und Fernsehen, gemeint ist eine Art öffentlich-rechtliches Fernsehen, freilich mit der Konstruktion in Deutschland nicht zu vergleichen), war dies schon schwieriger. ORT ist der so genannte „Erste Kanal", der außer in Russland auch noch in großen Teilen der ehemaligen Sowjetunion empfangen werden kann. Er ist insofern für politische Einflussnahme ein äußerst wichtiger Sender. Der Finanzoligarch Boris Beresowskij, einer der führenden und seinerseits skrupellosen, Milliarden Dollar schweren Wölfe der Privatisierung, musste durch regelrechte Überfälle der Steuerpolizei und angedrohte Verhaftung gezwungen werden, seine Aktienanteile am Sender (indirekt) an den Staat abzugeben. Das geschah, Boris Beresowskij zieht seitdem aus verständlichen Gründen New York als sicheren Aufenthalt und ständigen Wohnsitz Moskau deutlich vor. ORT gebärdete sich als regelrechter Propagandasender des zweiten tschetschenischen Feldzuges. Beide, Beresowskij und der Sender ORT, hatten ihrerseits Putin übrigens durch wüste Rufmordkampagnen gegenüber Putins damaligen Konkurrenten Jurij Luschkow, Bürgermeister von Moskau, und Jewgenij Primakow, ehemaliger Außenminister und Ministerpräsident, mit zum Wahlsieg und damit zur Macht verholfen. Nun aber hatten sich der durchaus eigensinnige und machtbewusste Beresowskij und der äußerst ziel- und ebenfalls machtbewusste Putin entzweit. Der „Apparat" des Kreml regelte den Rest. Beide Sender, RTR und ORT, sind hoch verschuldet. Doch das war nicht wirklich das Kriterium der Auseinandersetzung.

Genausowenig beim dritten Sender, der gezähmt werden musste, dem privaten Fernsehkanal NTW („Nesawissimoje Televidinje", zu Deutsch: „Unabhängiges Fernsehen"). Natürlich ist auch dieser Sender, dessen Aktienmehrheit dem Finanzoligarchen Wladimir Gussinskij gehörte, hoch verschuldet. Hinter diesem Kriterium verschanzte sich der Kreml am längsten und am dauerhaftesten und tut das bis heute. Natürlich ist auch der Finanzoligarch Gussinskij alles andere als ein Mann mit blütenweißer Weste. Und natürlich hat er gewiss fragwürdige Transaktionen vorgenommen und sich in einem Ausmaß persönlich bereichert, das, gemessen am Schicksal der normalen russischen Bevölkerung, empörend ist. Nur – er hat dies, wie die anderen Sender auch, mit Hilfe und Billigung des Staates getan. Die mehrheitlich vom russischen Staat dominierte Aktiengesellschaft, der Energieriese Gasprom, garantierte schließlich für viele Dollarmillionen der an Gussinskij und NTW vergebenen Kredite. NTW befand sich allerdings im falschen Lager – der Sender war und blieb gegenüber Putin und dem Kreml kritisch. Also wurden alle Register staatlicher Disziplinierungsmaßnahmen gezogen: Martialisch gekleidete Männer mit schwarzen Gesichtsmasken und Maschinenpistolen tauchten in der Konzernzentrale auf, schüchterten die Mitarbeiter ein und räumten Akten ab. Gussinskij wurde verhaftet und verschwand für mehrere Tage in dem Moskauer Gefängnis mit dem schlechtesten Ruf. Dort unterschrieb er eine Zusicherung, dass er seine Aktienanteile im Tausch gegen seine Freiheit mehrheitlich abgeben würde. Mit unterschrieben war diese Erklärung erstaunlicherweise von dem so genannten Minister für Presse und Massenmedien, Lesin, der dafür nun überhaupt nicht zuständig sein konnte, sondern allenfalls die Justiz. Die Sache flog auf, weil Gussinskij sie nach seiner Freilassung veröffentlichte und sagte, er sei dazu erpresst worden. Dadurch platzte freilich auch die Argumentation des russischen Präsidenten Putin. Er hatte nämlich gesagt, der Staat habe mit all dem nichts zu tun, sondern höchstens die von Putins Weisungen natürlich völlig unabhängige Staatsanwaltschaft. Selbst der deutsche Bundeskanzler ließ sich in einer Moskauer Pressekonferenz anlässlich seines Besuchs bei Putin im späten Herbst 2000 zu der Argumentation bewegen, dass er sich mit dem russischen Präsidenten einig sei: Pressefreiheit gehöre für beide zu einer lebendigen Demokratie, man sei sich aber auch einig, dass Schulden bezahlt werden müssten. Leider ist das Problem erheblich komplexer. Aus der Sicht der russischen Journalisten und Journalistinnen bei dem Sender NTW, es sind mit die namhaftesten in ganz Russland, hat dieses Manöver nur einen Sinn – der letzte kremlkritische Sender soll gezähmt werden. Im April 2001 wurde in einem geschickten Schachzug NTW vom staatskontrollierten Energiekonzern „Gasprom" übernommen und die Führungsriege durch dem Kreml genehme Manager ersetzt.

Es ließen sich noch mehr Beispiele aufzählen für die Bemühungen des Sicherheitsapparates, und damit des Kreml, dem der ehemalige Geheimdienstchef Putin vorsteht, kritische Berichterstattung insbesondere bezogen auf den Feldzug gegen Tschetschenien zum Schweigen zu bringen. Der absurdeste und zugleich bedrohlichste Fall war sicherlich der gegen den Journalisten von „Radio Liberty", Andrej Babitzkij, auf den ich hier nicht mehr näher eingehen will. Nur soviel zum näheren Verständnis: Babitzkij wurde in Tschetschenien verhaftet und angeblich im Austausch gegen russische Kriegsgefangene für angebliche Tschetschenen ausgetauscht. Abgesehen von dem geradezu unglaublichen Verhalten, Journalisten von Staats wegen als Geisel zu benutzen und gegen Kriegsgefangene der anderen Konfliktpartei auszutauschen – aus der Sicht von Babitzkij wurde er lediglich von einem russischen Geheimdienst an den anderen weitergereicht. Zweck der Übung war ganz klar, ihn aus dem Verkehr zu ziehen und zumindest als journalistische Stimme zum Schweigen zu bringen. Von den angeblichen Tschetschenen freigelassen, wurde er von einem russischen Gericht angeklagt, weil er sich im Besitz eines falschen Passes befand. Dieser Pass war ihm allerdings von den angeblichen Tschetschenen gegeben worden, da ihm der russische Geheimdienst seinen eigenen abgenommen hatte. Trotz der regelrechten „Exotik" dieses Falles: Er vervollständigt die Sammlung der „Bausteine", wenn es darum geht, kritische Berichterstattung bei bewaffneten Konflikten wie dem Tschetschenienkrieg zu verhindern. Dieses Manöver ist dem Kreml weitgehend gelungen. Es ist nicht nur, aber auch deshalb gelungen, weil die westlichen Regierungen, etwa die Staaten der Europäischen Union, es im Wesentlichen bei einer verbalen Kritik belassen haben, die sich zunächst vor, später aber vor allem „hinter verschlossenen Türen" abspielte. Sie konnten sich alle nicht zu weitergehenden, wenn nicht gar anhaltenden Sanktionen entschließen. Natürlich kann man über den Wert von Sanktionen angesichts von Menschenrechtsverletzungen und Einschränkungen der Pressefreiheit sehr unterschiedlicher Meinung sein. Doch es bleibt das Problem politischer Glaubwürdigkeit. Die Stunde der Wahrheit für Menschenrechte und Pressefreiheit schlägt nicht dann, wenn sie nicht in Gefahr sind. Sie schlägt erst dann, wenn sie verteidigt werden müssen. Sei es gegen die ausgeklügelte Medienstrategie der NATO beim Kosovo-konflikt, sei es beim Vorgehen des OSZE-Mitglieds Russland gegen die eigene Bevölkerung in Tschetschenien und gegen die Journalisten, die darüber zu berichten versuchen. In beiden Fällen war die Verteidigung schwach oder hat gar nicht statt-gefunden.

Aktive Verteidigung der Pressefreiheit vonnöten

Angesichts all dieser Erfahrungen bleibt den Journalisten nur eines: Sie müssen sich intensiv auf die Tücken der Kriegs- und Krisenberichterstattung und auf die damit verbundenen politischen und kommunikativen Strategien vorbereiten. Sie müssen Mittel finden, die offiziellen Wege, wenn nötig zu umgehen. Denn diese Wege dienen in der Regel eher der Informationsverhinderung über den realen Charakter des Krieges oder bewaffneter Konflikte. Es gilt der Grundsatz: Je abstrakter die Information (in Wort und Bild – siehe „Videokrieg"), desto mehr verhüllt sie die Wirklichkeit und nähert sich damit der Lüge. Wenn die Journalisten nicht auch mit den oben geschil-derten Mitteln, neben der politischen Auseinandersetzung, die Verteidigung der Presse-freiheit selbst in die Hand nehmen, wird das spätestens im Kriegs- und Krisenfall aller Wahrscheinlichkeit nach niemand für sie erledigen. Nicht in Russland und auch nicht anderswo.

Peter Philipp

Restriktionen und Selektionen

Krisen- und Kriegsberichterstattung im Nahen Osten

Um es gleich vorwegzunehmen: Ich habe mich in meiner Jugend nie für Militär und Krieg interessiert, geschweige denn, dass ich davon fasziniert gewesen wäre. Wie etwa jene Klassenkameraden, die ihr Taschengeld in „Landserhefte" investierten oder die sich freiwillig zum „Bund" meldeten, noch bevor die Schule zu Ende war. Und ich war keinen Moment traurig, dass das Auswahlsystem meines geburtenstarken Jahrgangs mich damals vor dem Militärdienst bewahrte.

Eine Ironie des Schicksals, wenn ich daran zurückdenke. Denn als ich später einmal meine früheren Klassenkameraden traf, da waren diese zum Teil hochrangige Reserveoffiziere der Bundeswehr, hatten aber noch nie richtigen Krieg erlebt. Ich hingegen war „nur" Zeitungs- und Rundfunk-Korrespondent im Nahen Osten. Und weiterhin eingefleischter Zivilist und Kriegsgegner, der den Militärs freilich einen zweifelhaften „Vorteil" voraus hatte: Ich hatte von 1968 bis 1991 alle Kriege und Krisen des Nahen Osten miterlebt und darüber berichtet: angefangen mit den Folgen des Sechstagekrieges (1967) über die ägyptisch-israelischen Abnützungskriege (1968–70), den Oktoberkrieg (1973), die zwei Phasen der türkischen Invasion in Zypern (1974), die Bürgerkriege in Jordanien (1971) und im Libanon (ab Ende der sechziger Jahre), bis hin zu den israelischen Invasionen in den Libanon (1978/82) oder die erste „Intifada", den Palästinenseraufstand in den besetzten Gebieten (ab 1987).

An diese merkwürdige Wende in meiner Biografie musste ich gelegentlich denken in diesen Jahren. Immerhin hatte ich ja nie geplant, Kriegsberichterstatter zu werden und war in dieses Feld meiner Profession weitaus zufälliger hineingeschliddert als die nahöstliche Region selbst in den Krieg. Das waren dann auch die Momente, in denen man sich fragt, warum man das eigentlich tut und ob man es jetzt nicht einfacher hätte, wenn man zu Hause Lokalreporter geworden wäre oder sich mit Skandalen und Skandälchen der regionalen und überregionalen Politik beschäftigen würde. Viel Zeit für solche Überlegungen hat man allerdings nicht, denn die Umstände zwingen einen in solchen Situationen rasch, sich um anderes zu kümmern. Zum Beispiel um das eigene Überleben.

Merkwürdige Pfeiftöne

Wie an jenem Tag des Oktoberkrieges 1973 (auch als „Jom-Kippur-Krieg" bekannt; in der arabischen Welt nennt man ihn „Ramadankrieg"), als ich mit meinem damaligen Sportwagen auf die syrischen Golanhöhen gefahren war. Vorbei an israelischen Panzerkolonnen gelangte ich – in Begleitung eines französischen Kollegen und eines Presseoffiziers – in die Nähe der Front bei Sasa, knapp vierzig Kilometer von Damaskus entfernt, als die Gegend plötzlich vom nahen Hermon-Berg aus massiv unter Beschuss genommen wurde. Selbst die Panzer schienen in Deckung zu gehen. Uns blieb nichts anderes übrig, als im Windschatten eines halbzerstörten syrischen Militärhospitals zu parken.

Walter Pick – so hieß der israelische Begleitoffizier – hätte uns in den nun folgenden Stunden des Wartens sicher faszinierende Geschichten aus seiner Jugend in Deutschland erzählen können oder über sein Dissertationsthema – „Das Eisenbahnwesen im Nahen Osten". Die Granaten, die über unsere Köpfe hinweg pfiffen, ließen solche Themen aber gar nicht erst aufkommen. Da standen wir nun – „Helden" wider Willen: Zwei, die berichten wollten, vor Ort aber keinen Überblick über die Gesamt-Entwicklungen hatten, mangels jeder Kommunikationsmöglichkeit von dort auch nicht berichten konnten. Und einer, der uns helfen sollte, aber mit einem Schlag genauso hilflos war wie wir. Und der uns auch nicht daran hätte hindern können, Dinge zu sehen oder Schlüsse zu ziehen, die seinem Dienstherrn – dem israelischen Militärsprecher – nicht genehm gewesen wären.

So machte ich aus der Not eine Tugend und nahm einen Situationsbericht vor Ort auf. So richtig mit „O-Tönen" – den heulenden Granaten im Hintergrund – und einer Beschreibung des wenigen, was es zu beschreiben gab, vermengt mit dem, was wir auf dem Weg gesehen hatten. Zugegeben, eine schwache „Ausbeute", aber dafür authentisch. Wie der Redakteur des Deutschlandfunks mir Tags drauf am Telefon bestätigte: Der Bericht sei sehr beeindruckend gewesen … „Nur – da waren so merkwürdige Pfeiftöne. Die haben wir rausgeschnitten." Das einzig wirklich Authentische war der Schere akustischer Puristen zum Opfer gefallen. Ohne das Geräusch der Granaten hätte ich den Bericht auch in Jerusalem im Studio aufsagen können und mir nicht die Mühe machen müssen, mich viele Stunden lang auf den Weg an die Front zu machen und dort erst einmal stecken zu bleiben.

In jenen Tagen gab es noch keine Satellitentelefone oder transportable Übertragungsschüsseln für Fernsehüberspielungen. Nicht einmal Mobiltelefone. Da musste man an Festnetztelefone und sich dann über die Vermittlung ins Ausland verbinden lassen. Und war damit natürlich dem Zugriff der Zensur ausgesetzt. Schon bei der Akkreditierung hatte man unterschreiben müssen, dass „sensitives Material" der Zensur vorgelegt würde. Und was ist in Krisenzeiten nicht „sensitiv"? Zumindest empfindet die Zensur das so.

Die einfachste Art der Zensur

Andere Länder, andere Krisen. Und andere Arten, damit umzugehen. Als die türkischen Truppen 1974 in Zypern landeten, da schalteten die griechischen Zyprioten kurzerhand ihre Telekommunikations-Zentrale ab. Offiziell, weil sie in unmittelbarer Nähe der Demarkationslinie in Nikosia stand (und steht) und ein strategisch wichtiges Ziel für die Invasionstruppen war. In Wirklichkeit aber sicher mehr, weil auf diese Weise eben überhaupt keine Berichte ins Ausland gelangten. Die einfachste Art der Zensur. Wo man doch zu jener Zeit vielleicht gerade ein positives Medienecho nötig gehabt hätte. Aber die griechischen Putschisten, die wenige Tage zuvor Präsident Makarios abgesetzt hatten, fürchteten sich offenbar vor kritischer Berichterstattung über Ausschreitungen gegen Zypern-Türken. Und verzichteten deswegen ganz auf Berichte. Wohl aus dem tiefen Misstrauen, dass letztlich jede Berichterstattung schade.

Ich war mit einem der letzten Flüge vor der Invasion nach Zypern gekommen und konnte etwa eine Woche lang den Vormarsch und die Angriffe der türkischen Truppen beobachten, konnte die hastige Flucht der Griechen aus dem Norden der Insel in den Süden verfolgen oder auch die eingeschlossenen Zurückgebliebenen von Bella Pais besuchen. Aber ich konnte nicht darüber berichten. Der Mut fehlte mir, bei der damaligen Botschaft der DDR mit den gigantischen Antennen auf dem Dach nachzufragen, ob ich nicht vielleicht ihren Funkkontakt mit Berlin ausnützen könnte zur Übermittlung von Berichten. Sicher wäre die Antwort negativ gewesen. Nicht nur wegen der deutsch-deutschen Zustände, sondern auch weil sich diplomatische Vertretungen allgemein nicht zur Übertragung journalistischer Beiträge hergeben. Die bundesdeutsche Botschaft in Nikosia kam damals gar nicht erst in solch einen Gewissenskonflikt: Sie hatte kein Funkgerät.

Die Berichterstattung über den Zypern-Konflikt fand unterdes aus Israel und Griechenland statt. Aus indirekten – und oft nicht zuverlässigen – Quellen. Wie die Meldung in der „Bild-Zeitung" von damals, nach einem Luftangriff der Türken auf den Ferienort Famagusta, würden mehrere deutsche Touristen vermisst – außerdem der deutsche Journalist Peter Philipp.

Zur Kontrolle der Berichterstattung über direkte (Vor- und Nach-)Zensur oder Einfluss auf die Telekommunikation gesellt sich natürlich die selektive oder restriktive Zulassung von Journalisten und deren Behinderung, wenn sie erst einmal vor Ort sind. In Krisenzeiten entwickeln sich die meisten nahöstlichen Staaten zu Meistern auf diesem Gebiet. Entweder muss man Wochen oder Monate auf ein Visum warten, oder aber man wird plötzlich binnen weniger Tage ins Land gelassen. Je nachdem, wie es dem Regime in den Kram passt. Und ebenso schnell wird das Pressecorps dann auch wieder weggeschickt, wenn die Journalisten sich plötzlich – wie vor dem Golfkrieg im Irak geschehen – als nicht so willfährige und noch dazu schwer kontrollierbare Geschöpfe erweisen.

Diese Regime haben längst verstanden, dass man die öffentliche Meinung auf solche Weise famos manipulieren kann. Ereignisse, über die nicht berichtet werden kann, verlieren an Bedeutung oder sie „finden einfach nicht statt". Etwa das Massaker in der syrischen Stadt Hama, wo im Februar 1982 unter Ausschluss jeder Öffentlichkeit Abertausende von Einwohnern von syrischen Truppen umgebracht wurden. Oder der Giftgas-Angriff des irakischen Militärs auf den kurdischen Ort Halabsha, bei dem im März 1988 die meisten Einwohner umkamen.

Klinisch saubere Kriegsberichterstattung

Wenn dann zu Beginn der alliierten Angriffe auf den Irak 1991 CNN-Reporter Peter Arnett direkt aus Bagdad berichten konnte, dann ist dies kein Widerspruch: Die Zulassung eines – auch noch amerikanischen – Fernsehteams verlieh dem Bagdader Regime den oberflächlichen Anstrich von Offen- und Ausgewogenheit. Wobei damals wie heute von Seiten der Reporter meist verschwiegen wird, dass sie in ihrer Bewegungsfreiheit fast vollständig eingeschränkt sind und meist nur von der Veranda des Informationsministeriums ihre „Aufsager" übermitteln, nicht aber frei recherchieren und berichten dürfen. Und dass das Ministerium die Kontrolle über die mitgebrachten Satellitenanlagen ausübt: Gezeigt werden darf nur, was dem Regime ins propagandistische Konzept passt. Wer dieses Spiel mitspielt, wird früher oder später zum willfährigen Instrument dieser Propaganda. Zumal die Restriktionen ja meist verschwiegen werden – man möchte ja nicht den eigenen „Einsatz" in Frage stellen.

Besonders westliche Medien haben sich darüber aufgeregt, wie wenig „echte" Information sie doch von den amerikanischen Militärsprechern während des Golfkrieges erhielten. Darunter dieselben, die „Feuerwerk über Bagdad" als Kriegsberichterstattung verkauften.

Diese Entwicklung hin zur Nicht-Information ist vielleicht nicht zu verhindern, sollte aber doch wenigstens mit mehr Ehrlichkeit von Seiten der Medien und ihrer Berichterstatter verbunden sein: mit dem Eingeständnis, dass die weitergegebenen Informationen meistens nicht recherchiert und nicht recherchierbar sind, dass sie schlicht und einfach auf den Erklärungen von Pressesprechern basieren.

„Ich hatte mir die Arbeit eines Korrespondenten aber anders vorgestellt", maulte vor Jahren ein Kollege vom Deutschlandfunk, der mich in Jerusalem besuchte: „Ihr berichtet ja viel zu viel über Pressekonferenzen und das, was in den einheimischen Medien veröffentlicht wird. Warum wird da nicht mehr nachgeforscht und im Land und der Region herumgefahren?" Er hatte einen wunden Punkt getroffen – obwohl er dann später in Bonn auch nicht zu jeder Pressekonferenz ging, über die er berichtete. Ein Korrespondent muss erreichbar und verfügbar sein, sonst nützt er nichts. Und besonders beim Hörfunk muss er morgens, mittags und abends, dann möglichst auch noch nachts einsetzbar sein.

Mit Hilfe von Mobiltelefonen ist man zwar inzwischen etwas beweglicher geworden. Aber diese funktionieren nicht überall und wo sie schon funktionieren, da entspricht ihre Übertragungsqualität nicht unbedingt den Erwartungen der Redaktion. Am besten, man sitzt immer im Büro mit Studioleitung und jettet gleichzeitig von einem Ort des Geschehens zum anderen ... Wie war das mit der Eier legenden Wollmilchsau?

Und außerdem macht der Korrespondent es natürlich immer falsch: Während im Golfkrieg fast täglich irakische Raketen auf Israel abgeschossen wurden, mussten alle Einwohner dort – Journalisten eingeschlossen – sich in abgedichtete Schutzräume zurückziehen, die vor Giftgas schützen sollten. Ich blieb in meinem Büro sitzen und beantwortete die Anrufe aus Deutschland. Aber ich konnte einen genervten Moderator nicht befriedigen, der partout darauf bestand, ich solle ihm doch nun bitte schön erzählen, wie es jetzt in den Straßen aussehe. Der Kollege wollte – oder konnte – sich nicht vorstellen, dass es nicht die Furcht vor irgendwelchen offiziellen Sanktionen war, sondern einfach ein Zug des Selbsterhaltungstriebes, dass man sich nicht irgendwo im Freien herumtrieb, wenn Luftalarm gegeben war und sich eine Rakete im Anflug befand. Niemand wusste doch, wo sie heruntergehen würde und niemand konnte zu dem Zeitpunkt ahnen, dass Saddam Hussein seine Raketen nicht mit chemischen oder biologischen Kampfstoffen bestücken würde.

Manche Berichterstatter werden gern forsch und „investigativ", wenn ihnen mehr Freiheit gelassen wird. So dürfen Reporter in Bagdad bis heute nicht über die Ziele amerikanischer Luftangriffe berichten. Zu Beginn des Golfkrieges stellte sich aber ein amerikanischer TV-Reporter auf das Dach eines Hochhauses in Tel-Aviv und beschrieb seinem Publikum und – ungewollt – auch den Irakern live über Satellit, um wie viel ihre Raketen gerade das israelische Verteidigungsministerium verfehlt hatten. Wütend stellten die Israelis daraufhin solche Übermittlungen unter strikte Kontrolle.

Der Reporter in Tel-Aviv handelte bestimmt nicht in böser Absicht, aber ihm fehlte sicher, was für einen Kriegs- oder Krisenberichterstatter eigentlich Voraussetzung sein sollte: ausreichende Sachkenntnis, Fingerspitzengefühl, Erfahrung und menschliches Einfühlungsvermögen. Allesamt Dinge, die man auf keiner Journalistenschule lernt. Deren Mangel aber nicht nur die Qualität der Berichte beeinflusst, sondern auch schwer wiegende Folgen für die Menschen vor Ort haben könnte.

Von Krise zu Krise

Was kümmert den jungen Berichterstatter aus dem Ausland denn wirklich schon das Befinden der einzelnen Menschen im Krisengebiet? Die allgemeine Schnelllebigkeit und das immer stärkere Zusammenwachsen der Welt bringen es oft mit sich, dass Reporter von einer Krise zur anderen und von einem Krieg zum nächsten geschickt werden. Und dabei manchmal zu vergessen scheinen, worum es bei Kriegen in erster Linie geht: um Menschen – ihr Leid, ihre Zukunft, ihre Gesundheit und ihr Leben.

„Neutralität" und „Objektivität" verkommen dabei gelegentlich zu Kaltschnäuzigkeit. Die Kritik an dem einen oder anderen Regime gerät zu mangelndem Mitgefühl für das Individuum. Wie etwa bei dem Zeitungskollegen, der während der ersten Intifada zum ersten Mal den Westbank-Ort Ramallah besuchte und in seinem Bericht später einen am Ort lebenden Palästinenser als „bekannten Kollaborateur" titulierte.

Selbst wenn dies zugetroffen hätte: Es kann nicht Aufgabe von Reportern sein, Menschen ans Messer zu liefern. Umso schlimmer, wenn es – wie im vorliegenden Fall – nicht einmal stimmte. Nur allzu leicht hätte das arglose Nachplappern solch böser Unterstellungen den Betroffenen in Lebensgefahr gebracht.

Man kann als Reporter und Korrespondent natürlich nicht immer in Mitgefühl für alle Leidenden dieser Welt aufgehen; fehlendes Gefühl für die Betroffenen aber ist noch schlimmer. Beide Einstellungen rühren von einem anderen Manko her, das immer häufiger ist: mangelnde Erfahrung, gepaart mit schnell angelesenem „Hintergrundwissen". Vor einem Einsatz in einem Krisengebiet holt man sich schnell aus dem Archiv einige Unterlagen – das sind meist eine Hand voll Zeitungsberichte –, liest die fünfmal im Flugzeug durch und dann macht man sich vor Ort auf die Suche nach einer Bestätigung dessen, was man da gelesen hat. An den Fehlern in den Berichten kann man später oft erkennen, auf welches Archivmaterial der Autor sich gestützt hat.

Typologien der Korrespondenten

Grundsätzlich kann man die Schar der Korrespondenten in vier Gruppen unterteilen: Die einheimischen Journalisten, die für die Medien vor Ort arbeiten; einheimische Journalisten, die als „Stringer" oder Voll-Korrespondenten für ausländische Medien berichten; ausländische Journalisten, die für mehrere Jahre vor Ort leben und für ausländische Medien arbeiten; und die so genannten „Feuerwehrleute" – Krisenjournalisten, die kurzfristig entsandt werden und das verständliche Manko an Detailwissen durch das Anheuern örtlicher Zuarbeiter, Rechercheure und Übersetzer auszugleichen versuchen.

Von den ausländischen Journalisten sind die letztgenannten den meisten Regimen in Nahost die liebsten, weil genehmsten. Wahrscheinlich, weil sie nicht in die Tiefe recherchieren und nur – wenn auch manchmal sehr eindrucksvoll – berichten, was sich an der Oberfläche abspielt. Diese Kollegen werden von den Regierungsstellen vor Ort auch bevorzugt behandelt, wenn es darum geht, Interviews mit örtlichen Politikern zu bekommen. Sie sind – zum Beispiel bei der Ausstellung des Visums – oft schon vorher ausgesucht worden. Wobei nie klar ist, was den Behörden wichtiger ist: die „positive Einstellung" des jeweiligen Journalisten oder seine Unerfahrenheit. Beides jedenfalls verspricht den regierungsamtlichen Presseämtern leichten Umgang mit diesen Korrespondenten. Und diese bekommen dann auch eher mal das Interview mit einem wichtigen Politiker, auf das der vor Ort stationierte Kollege meist Monate warten muss. Vordergründig wird solche Bevorzugung mit der Zeitnot des journalistischen Reiseplans begründet, wahrscheinlicher ist jedoch, dass man in diesen Kollegen nicht selten unkritischere Zeitgenossen vor sich hat.

Umso kühler ist oft die Haltung gegenüber im Lande stationierten Korrespondenten. Vor allem natürlich, wenn sie kritisch berichten. So, als verletzten sie damit die Regeln der Gastfreundschaft. Und manchmal weitet sich die Antipathie gegen solche Korrespondenten zur offenen Feindschaft aus: Anhänger der jüdischen Siedler in Westbank und Gazastreifen „dekorierten" ihre Autos jahrelang mit Aufklebern gegen die „feindlichen Medien" und ausländische Korrespondenten werden gelegentlich auch direkt bedroht oder von den Behörden unter Druck gesetzt: Ausweisungen von Korrespondenten sind – besonders in Krisenzeiten – ein häufig angewandtes Mittel, sich unliebsamer Beobachter zu entledigen. Gelegentlich hilft man auch mit anonymen Drohungen oder angeblich nicht aufklärbaren Zwischenfällen nach, um dem unliebsamen Korrespondenten die Abreise nahe zu legen.

Besonders schnell trifft solches die Kollegen, deren Berichte in ihrem Berichtsgebiet gelesen, gehört oder gesehen werden können. Zwar steigert solch ein „Rücklauf" auch das Interesse der verschiedensten Kreise vor Ort, sich mit diesen Korrespondenten zu unterhalten oder sich von ihnen interviewen zu lassen. Je größer aber der Kreis derer ist, die ihre Berichte kennen, desto größer ist auch die Gefahr, dass man gerade diese Korrespondenten loswerden will.

Offiziell unterliegen die ausländischen Korrespondenten denselben – manchmal vielleicht sogar noch strengeren – Zensurbestimmungen als die einheimische Presse. Sie finden aber natürlich auch immer wieder Mittel und Wege, Informationen an der Zensur vorbei ins Ausland zu schaffen. Letztlich, indem sie selbst das Land verlassen und ihre Informationen dann im Ausland publizieren. Was ein einheimischer Journalist meist nicht tun kann.

In Israel sind die einheimischen Medien manchmal sogar dankbar dafür, dass ein Korrespondent die Zensur umgeht. Ist eine eigentlich von der Zensur unterdrückte Nachricht nämlich erst einmal im Ausland publiziert, dann darf sie auch im Inland veröffentlicht werden, mit dem Zusatz: „Wie in ausländischen Presseberichten zu lesen ist …". Für die Israelis bedeutet dieser Zusatz meist: Diese Nachricht trifft zu, sie wird im Lande selbst aber zumindest vorläufig nicht freigegeben.

Informationsunterdrückung und neue Technologien

Wenn die (Militär-)Zensur schon in einem freiheitlichen Staat wie Israel mit einer freien und agilen Presse Nachrichten unterdrücken kann, um wie viel mehr trifft das dann für die vergleichsweise unfreien anderen Staaten der Region zu? Hier wird schon die einheimische Presse gegängelt oder – wie im Iran – reihenweise verboten, hier werden kritische Journalisten verfolgt, verhaftet, verurteilt oder sogar „um die Ecke gebracht". Entsprechend dürftig sind die Zeitungen in diesen Ländern oder auch deren Hörfunk- und Fernsehprogramme.

Es wird zwar in der Zeit von Satelliten und Internet auch im Nahen Osten immer schwerer, Informationen durch die Gängelung der eigenen Presse zu unterdrücken. Aber es zeigt sich in Krisenzeiten auch dort, wie wichtig unabhängige Informationen sind, auch um sich über die Lage vor Ort zu informieren. Und wenn solch unabhängige Informationen nicht aus den betroffenen Staaten selbst kommen können, auch nicht aus den Nachbarstaaten – weil die Medien dort in der Regel nicht anders behandelt werden –, dann kommt dem Auslandsrundfunk hier eine ganz besonders wichtige

Rolle zu. Nur von außen – wo die am Konflikt beteiligten Parteien keinen Zugriff haben – können unabhängige Informationen ins Land oder in die Region gelangen und nur auf diesem Wege können die Menschen vor Ort sich über ihre eigene Situation informieren und darüber, was das Ausland über den Konflikt denkt und sagt, den sie erleiden müssen.

Während des Libanonkrieges traf ich auf dem Umweg über Zypern mit einem kleinen Fischkutter in Beirut ein und rief vom Hotel aus einen dort wohnenden österreichischen Kollegen an, um mich über die jüngsten Entwicklungen zu informieren. Die Antwort war enttäuschend für mich, aber sie zeigt, wie wichtig Auslandsrundfunk in solch einer Situation ist: „Ich weiß nicht", meinte der Kollege, „ich hab' noch nicht die BBC gehört."

Soweit darf es natürlich nicht gehen mit vor Ort stationierten Korrespondenten. Sie sind deswegen an ihrem Platz, um diesen kennen zu lernen, um die Gefühle, Sorgen und Ängste der Menschen dort zu verstehen und dem Publikum daheim zu vermitteln und verständlich zu machen. Wer dabei zu Büromanagern verkommt, der Tag für Tag nur weitergibt, was er an seinem Arbeitstisch über Agenturen, Satellitenfernsehen oder Auslandsrundfunk – in letzter Zeit natürlich auch das Internet – über sein Berichtsgebiet erfährt, der sollte nach Hause gehen, denn dieselbe Arbeit könnte er auch dort tun. Von einem Korrespondenten sollte man mehr erwarten dürfen; er sollte auch von seiner Heimatredaktion nicht „verheizt" werden im Konkurrenzkampf mit den Agenturen, sondern ausreichend Zeit und die nötigen finanziellen Mittel bekommen, um auch die scheinbar unwichtigen Aspekte des Lebens in fremden Ländern, auch und erst recht in fremden Krisengebieten zu beschreiben und zu vermitteln.

Mehr recherchieren, weniger nachplappern

Und natürlich müssen die Heimatredaktionen sich auch etwas abgewöhnen, was den Korrespondenten (besonders in Krisenzeiten) frustriert und ihm das Leben schwer macht: Ein Korrespondent, der selbst etwas recherchiert hat und es exklusiv seiner Redaktion anbietet, stößt fast immer auf Skepsis bis Ablehnung: „Das hat aber noch keine Agentur berichtet", bekommt er oft beinahe litaneiartig zu hören. Und er beginnt am Sinn seiner Arbeit zu zweifeln. Dabei wäre doch gerade ein gesunder Konkurrenzkampf zwischen recherchierenden Korrespondenten zum Vorteil nicht nur der durch sie vertretenen Redaktionen und Medien, sondern er würde auch den Menschen in Krisengebieten nützen. Je mehr recherchiert und nicht nur abgeschrieben und nachgeplappert wird, desto mehr müssen undemokratische Regime Farbe bekennen und sind sie letztlich zur Aufgabe gezwungen. Und desto mehr können Krisen künftig vielleicht eher verhindert werden.

Journalismus als Weltverbesserer? Sicher nicht. Ein langjähriger Redakteur des DDR-Rundfunks, den ich zur Zeit der „Wende" in Jerusalem kennen lernte, erzählte mir eines Tages, er werde sich ideologisch sicher nicht mehr ändern, aber er habe doch eingesehen, was er jahrzehntelang falsch gemacht habe: zu glauben, dass er mit seinen

Berichten die Welt verändern könne oder müsse. Und dass er zu diesem Zweck auch Dinge unterschlagen habe, die nicht ins Konzept passten. Echter Journalismus – das habe er nun eingesehen – beschreibe und erkläre die Wirklichkeit. Änderung könne man vielleicht erhoffen, aber nicht forcieren.

Amanuel Bereket · Mekuria Bogale

Neutral in Krieg und Krise

Rolle und Funktionen der Deutschen Welle in Äthiopien und Eritrea

1965 begann die Deutsche Welle mit der Ausstrahlung von Sendungen in Amharisch (Amharigna), der Hauptsprache Äthiopiens. DW-radio/Amharisch ist seither aus dem Medienangebot des Landes nicht mehr wegzudenken.

Die Beziehungen zwischen Äthiopien und Deutschland reichen noch bis weit vor 1965 zurück – Gesandte tauschten die beiden Länder bereits vor über 350 Jahren aus. Während der Regentschaft von Kaiser Haile Selassie (1929–74) wurde besonders ab den fünfziger Jahren die kulturelle, wirtschaftliche und politische Zusammenarbeit verstärkt. In der Hauptstadt Addis Abeba (als Hauptquartier der Organisation für Afrikanische Einheit und Sitz einer UN-Kommission ein bedeutendes diplomatisches Drehkreuz) eröffneten ein Goethe-Institut und eine Deutsche Schule, die Bundesrepublik bildete Polizeistreitkräfte des Landes aus und baute in der Provinzstadt Ambo die erste Landwirtschaftsschule.

Anfangs war die Sendezeit des Amharischen Programms auf 15 Minuten täglich beschränkt, später wurde sie auf 30 Minuten ausgeweitet. Wegen des hohen Zuspruchs aus Äthiopien wurde die Sendedauer schließlich auf 50 Minuten pro Tag verlängert. Das Sendeschema sieht seitdem Weltnachrichten, ein Nachrichtenmagazin, Berichte aus Kultur, Sport, Wirtschaft und Umwelt vor, ebenso eine Presseschau, ein Europa-Magazin und eine Hörerpost-Sendung. DW-radio/Amharisch ist für Hörer in Äthiopien und Eritrea, aber auch Hörer in der Diaspora, zu einer wichtigen Quelle in Sachen Demokratie und Menschenrechte geworden.

Proteste gegen die Berichterstattung der Deutschen Welle hat es von Anfang an gegeben. Das Außen- und das Informationsministerium der kaiserlichen Regierung etwa teilte den Redakteuren oft ihren Einspruch mit. Die Redaktion setzte jedoch ihre objektiv-kritische Berichterstattung über die Ereignisse im Lande fort.

Über die in Äthiopien zunächst geheim gehaltene Hungerkatastrophe in der Provinz Wollo, in der Hunderttausende Menschen starben, hatte die Deutsche Welle 1973 als erster westlicher Sender in Amharisch so umfassend berichtet, dass die zu unserer Hauptzielgruppe zählenden Studenten, Lehrer, Händler, Büroangestellten, Taxifahrer und auch ein Teil der Soldaten begannen, sich gegen die Machthaber aufzulehnen. Selbst die später angelaufene massive Nahrungsmittelhilfe konnte den wütenden Volksaufstand nicht aufhalten, wodurch Haile Selassie gestürzt und die Monarchie abgeschafft wurde. Es begann die Stunde des Militärs und des von ihm eingesetzten Revolutionskomitees „Derg". Nach seiner Machtübernahme 1974 verkündete die neue

Regierung die von ihr so genannten „Maßnahmen für eine gerechte Gesellschafts-ordnung". Mit dem Slogan „Äthiopien zuerst" schien endlich das wahre Glück des Volkes gekommen zu sein. Aber statt dessen etablierte sich eine grausame Militär-diktatur, die sich marxistisch nannte und alle Ansätze von Demokratie bekämpfte und ausschaltete. Es herrschte fortan ein todbringendes Terrorregime, das selbst Kindern gegenüber keine Gnade kannte. Auslandssender, die die traurigen Ereignisse in Äthiopien mit kritischer Berichterstattung begleiteten, wurden als „Handlanger der Imperialisten" beschimpft.

Kritische Berichterstattung verunglimpft

Besonders das Amharische Programm der DW war dem Regime ein Dorn im Auge. Die staatliche Propaganda versuchte immer wieder, den Sender öffentlich in Miss-kredit zu bringen und verächtlich zu machen. Als dies keinen Erfolg hatte, versuchte der von der Sowjetunion und der DDR unterstützte „Derg", die Sendungen aus Köln durch Erpressung mundtot zu machen. Für einige Zeit klappte dies sogar: Als das Regime in Addis Abeba Anfang 1975 damit drohte, alle Deutschen in Äthiopien zu töten, wenn die Deutsche Welle ihre amharischen Sendungen nicht einstellte, beschloss die Geschäftsführung der DW im Interesse von Leib und Leben der gefährdeten Bundesbürger, Berichte über Äthiopien vorläufig nicht weiter auszustrahlen. Ein Jahr lang konnte der deutsche Auslandsrundfunk nicht über inneräthiopische Vorgänge berichten. Die deutsche Bundesregierung zog ihren Botschafter ab.

Nach einem Jahr nahm DW-radio/Amharisch seine regulären Sendungen wieder auf. Trotz heftiger Beschimpfungen durch das Menschen verachtende Regime versorgten die Redakteure ihre Hörer wieder uneingeschränkt mit den gewohnten Nachrichten und kritischen Kommentaren zur Entwicklung am Horn von Afrika. Die Hörer waren gezwungen, die Sendungen heimlich zu hören, da die Deutsche Welle offiziell als „Feind des Volkes" verteufelt wurde und der Empfang verboten war.

Der seit den siebziger Jahren ausgetragene Krieg zwischen Somalia und Äthiopien um die Provinz Ogaden und der zeitgleich intensivierte Kampf des „Derg"-Regimes gegen die „Eritreische Befreiungsfront" (EPLF) und weitere Befreiungsbewegungen in anderen Teilen des Landes verursachten Massen-Flüchtlingsströme ins Ausland. Für diese Flüchtlinge war das Amharische Programm der DW eine wichtige Quelle für objektive und wahrhaftige Berichterstattung – und blieb es oft auch in der Diaspora.

Öffentliche Beschimpfungen der Deutschen Welle

Auch als die Hungerkatastrophe von 1973, die zum Sturz von Kaiser Haile Selassie geführt hatte, sich in den achtziger Jahren wiederholte, war es wiederum DW-radio/ Amharisch, das als erster Sender umfassend über das ganze Ausmaß der Katastrophe und den Umfang der internationalen humanitären Hilfe berichtete. Nicht einmal das 1983 eingerichtete Amharische Programm der „Voice of America" konnte diese

Position der DW einholen, unter anderem auf Grund der günstigeren Sendezeit und des starken Sendesignals (von der Relaisstation Kigali) des Programms aus Deutschland.

1984 feierte das „Derg"-Regime pompös und verschwenderisch den zehnten Jahrestag seiner Machtübernahme, während die internationalen Nahrungsmittellieferungen wegen bürokratischer Hemmnisse in den Häfen verrotteten und abermals Hunderttausende verhungerten. Die Deutsche Welle hat diese Grausamkeit in ihrer Berichterstattung so bloß gestellt, dass das Amharische Programm immer stärker ein Hauptangriffsziel der staatlichen Propaganda-Maschinerie wurde. Die DW berichtete auch über die verstärkten Aktivitäten der diversen Befreiungsbewegungen, die das Regime stets als „eine Hand voll Banditen" bezeichnete. Die Proteste des „Derg" mündeten in einem gewaltigen öffentlichen Zornesausbruch, auch über die Bezeichnungen der Rebellenorganisationen. Daraufhin beschloss die Redaktionsleitung des Amharischen Programms, die englischen Kürzel der Befreiungsbewegungen, wie z. B. „TPLF" (für „Tigray People's Liberation Front") und „EPLF" (Eritrea People's Liberation Front"), nicht mehr ins Amharische zu übersetzen, sondern ausschließlich im Original zu verwenden. Diese Beschränkung währte letztlich nicht lange. Mit dem Sieg der Sammelbewegung „Ethiopian People's Revolutionary Democratic Front" (EPRDF) und dem Sturz des Terrorregimes 1991 endeten auch die Schikanen der Despoten gegenüber dem Amharischen Programm der DW.

Eine Welle von Hörerbriefen – zwischen 6.000 und 30.000 pro Jahr – hat in der Folgezeit bescheinigt, dass DW-radio/Amharisch viel zum Aufbau demokratischer Strukturen in Äthiopien beigetragen hat. Der Untergang der Sowjetunion und ihres Imperiums beschleunigte diesen Prozess. Die Äthiopier waren vom Spitzelsystem des „Derg" befreit.

Das Ende der Diktatur führte 1993 nach einer Volksabstimmung auch zur Unabhängigkeit der Provinz Eritrea – Abschluss eines Jahrzehnte währenden innerstaatlichen Krieges. Nach der Abspaltung Eritreas von Äthiopien war die Zusammenarbeit beider Länder zunächst vorbildlich. Die Deutsche Welle begleitete diesen Prozess stets lobend. Die guten Beziehungen zwischen Äthiopien und Eritrea waren jedoch nicht von langer Dauer und verschlechterten sich zusehends. Im Frühjahr 1998 brach ein Grenzkrieg zwischen den beiden Nachbarn aus. Er sollte sich negativ auf die Wahrnehmung der journalistischen Arbeit des Amharischen Programms auswirken.

Kein Abrücken von neutraler Position

Die eritreische Regierung warf der DW nach Kriegsausbruch oft Einseitigkeit zu Gunsten Äthiopiens vor. Dabei berichtete das Amharische Programm über die Ereignisse in der Region vor allem auf Basis der Agenturmeldungen. Zudem zitierte der Korrespondent in Asmara, der Hauptstadt Eritreas, meist auch die Erklärungen des eritreischen Regierungssprechers über den Kriegshergang. Von der neuen Regierung in Addis Abeba dagegen wurde die Redaktion in Ruhe gelassen: Seit 1991 gab und gibt es keine offiziellen Proteste von äthiopischen Regierungsstellen. Manche Hörer in Äthiopien verärgert jedoch die Art der Berichterstattung des DW-Korrespondenten in Asmara enorm. Sie sind der Meinung, seine Berichte spiegelten rein die Position Eritreas wider.[1] Ein Widerspruch und ein Dilemma, die es auszuhalten gilt. Die Deutsche Welle rückt von ihrer neutralen Position nicht ab. Der Krieg ist im Juni 2000 mit der Unterzeichnung eines Friedensplanes vorerst beendet worden.

Erfreulich ist, dass die beiden Korrespondenten der Deutschen Welle in Addis Abeba wie auch in Asmara seit den neunziger Jahren ohne jegliche Behinderung arbeiten können. Sie berichten des öfteren auch kritisch über Regierungsstellen, ohne dafür von offizieller Seite gerügt oder schikaniert zu werden. Dank der DW-Korrespondenten haben auch Stimmen der äthiopischen Opposition die Gelegenheit, ihre Standpunkte zu äußern und auch unangenehme Kritik an der Zentralregierung zu üben. In der Zeit der Monarchie oder der marxistischen Militärdiktatur wäre dies nicht denkbar gewesen. Solange Oppositionelle nicht zum bewaffneten Widerstand aufrufen oder sich aufrührerisch verhalten, sind sie, so hat die Redaktion in Interviews festgestellt, keiner politischen Verfolgung ausgesetzt. Vollständige Meinungs- und Medienfreiheit ist jedoch weder in Äthiopien noch in Eritrea gewährleistet, worauf im Frühjahr 2001 blutige Unruhen in Äthiopien hingewiesen haben. Gerade in solchen Krisenzeiten steigt die Nutzung von Auslandsrundfunk an und belegt seine unverminderte Relevanz.[2] Übrigens auch die Nutzung der amharischen Seiten der DW im Internet: Während des äthiopisch-eritreischen Kriegs und auch während der jüngsten Unruhen in Äthiopien stiegen die Abrufzahlen des Online-Angebots nach Beobachtungen der Redaktion deutlich an, besonders auch von außerhalb Äthiopiens und Eritreas. Expatriierte ehemalige Flüchtlinge informieren sich auf diese Weise über die aktuellen Geschehnisse in der alten Heimat. Am bemerkenswertesten ist aber die Tatsache, dass das Amharische Programm der Deutschen Welle in beiden Ländern – von Deutschland aus – eine innerstaatliche Öffentlichkeit und ein Forum schafft, was die einheimischen Medien noch nicht immer in ausreichendem Umfang leisten. Als Quasi-Inlandssender trägt die DW zur allmählichen Etablierung und Festigung der Demokratie bei.

Anmerkungen

1 DW-Medienforschung (2000): DW-radio/Amharisch im Spiegel von äthiopischen Hörern. Ergebnisse zweier Gruppendiskussionen in Addis Abeba im Oktober 1999. Interner Bericht, Köln.
2 DW-Medienforschung (2000): Medienuntersuchung in Äthiopien. Interner Bericht, Köln.

Weiterführende Literatur

Smidt, Wolbert (2000): Äthiopisch-eritreische Kriegsführung in den Medien. In: Vierteljahresschrift für Sicherheit und Frieden, 18. Jahrg., Nr. 3, S. 233–238.
Styan, David (1999): Misrepresenting Ethiopia and the Horn of Africa? Constraints and Dilemmas of Current Reporting. In: Tim Allen/Jean Seaton (eds.): The Media of Conflict. War Reporting and Representations of Ethnic Violence. London, New York, S. 287–304.

Rüdiger Siebert

Wenn das Kind im Brunnen liegt

Ost-Timor als Lehrbeispiel
zweifelhafter Konfliktberichterstattung

Die Kritik war harsch. Ich diskutierte mit Studenten der Publizistik an der Padjadjaran-Universität Bandung. Oktober 1999. Thema: Die Berichterstattung ausländischer Medien über Ost-Timor. Ein paar Wochen zuvor, am 30. August 1999, hatten sich die Timoresen der östlichen Inselhälfte mit überwältigender Mehrheit für die Unabhängigkeit und einen eigenen Staat ausgesprochen. Mit Brutalität, fortgesetzter Desinformation und Verschleierungspolitik und der militärischen Unterstützung von pro-indonesischen Milizen hatte die indonesische Militärführung die Spannungen geschürt und dazu beigetragen, dass Ost-Timor in Chaos und Zerstörung versank. Die künftigen Reporter, Publizisten, Journalisten Indonesiens, die Leitartikler in spe, die Moderatoren von morgen und Online-Redakteure der nächsten Generation nahmen in Bandung den deutschen Kollegen in die Mangel. Sie fragten nach den Nachrichten-Quellen im fernen Deutschland, nach den Informanten vor Ort in Indonesien, nach der Einschätzung des Ost-Timor-Konfliktes aus westlicher Sicht. Der journalistische Nachwuchs fragte sehr kritisch nach. An der Seriosität der internationalen Berichterstattung gerade über die jüngsten Ereignisse jener Wochen wurden deutliche Zweifel laut. Zu recht! Ost-Timor ist einer der spektakulären Schauplätze geworden, wo Medien im Konflikt sind: mit sich selber und dem Gegenstand ihrer Berichterstattung.

Ein kaum beachteter Bürgerkrieg

Bis in die 1970er Jahre gehörte die portugiesisch verwaltete Inselhälfte in den östlichen Gewässern Indonesiens (mit 18.899 Quadratkilometern etwas größer als Schleswig-Holstein) zu den weißen Flecken der Weltkarte, für die sich kaum jemand mehr interessierte – nicht einmal in Lissabon. Bis zum Sommer 1975 hatte es den Anschein, als könne sich die so genannte Überseeische Provinz Portugals aus jenem mörderischen Strudel heraushalten, der die Auflösung des lusitanischen Kolonialreiches heraufbeschworen hatte. Die Wirkung des 25. April 1974, an dem der Militärputsch in Lissabon ein neues Kapitel der portugiesischen Geschichte aufschlug, war im fernen Timor nur allmählich zu spüren gewesen. Doch die Hoffnung auf einen friedlichen, von Vernunft geleiteten Machtwechsel trog. Nichts war vorbereitet worden, um die überfällige Weichenstellung zu vollziehen. Im August 1975 begann der Bürgerkrieg. Am 7. Dezember 1975 überschritten indonesische Armee-Einheiten die Grenze zu Ost-

Timor; am 17. Juli 1976 wurde es zur 27. Provinz Indonesiens erklärt. Trotz der Appelle der Vereinten Nationen in den folgenden Jahren blieb Indonesien bei seiner Annexion, die eindeutig einen Verstoß gegen das Völkerrecht darstellte. Die neuen Herren aus Jakarta und ihre uniformierten Erfüllungsgehilfen agierten als Besatzungsmacht.

Aufschlussreich ist im Rückblick die damalige internationale Berichterstattung. Das Fernsehen spielte an solch abgelegenem Ort kaum eine Rolle. Bilder erreichten erst mit langer Verzögerung die Agenturen. Ein australisches TV-Team kam in den Wirren der indonesischen Invasion um. Zu Ost-Timor fiel den westlichen Kommentatoren wenig ein. Der Ost-West-Konflikt zu Zeiten des Kalten Krieges beherrschte das Weltbild und gab den Rahmen der Sichtweise vor. Die offizielle Darstellung Jakartas, mit dem Einmarsch ein Machtvakuum zu füllen und damit das Vordringen des Kommunismus in Südostasien und so ein Kuba in den eigenen Gewässern zu verhindern, fand allgemeine Zustimmung; eine Version, die auch von der amerikanischen Regierung unterstützt und von Kreisen der katholischen Kirche mitgetragen wurde.

In den 1980er Jahren war es um dieses Thema ruhig geworden. Einer dieser zahlreichen nachkolonialen Konflikte, dem Rest der Welt ohnehin lästig und unverständlich, schien mit den Brachialmitteln der Politik des autokratisch herrschenden Präsidenten Suharto beendet worden zu sein. Die Regierung in Jakarta ließ sich in Sachen Ost-Timor weder von kritischen Journalisten, internationalen Organisationen, noch von sonstigen ausländischen Beobachtern, die nicht von vornherein als „Jubelperser" zu kommen bereit waren, in die Karten blicken und vereitelte Besuche, so oft es ging. Mit großem PR-Aufwand wurde das Image gepflegt, aus der Okkupation sei eine friedliche Integration geworden.

In dieses unzutreffende, weit verbreitete Bild schlug am 12. November 1991 der Blitz ein, der der Weltöffentlichkeit mit grellem Licht die wahre Szenerie erneut vor Augen führte – vor die Fernsehaugen. Ein neues Kapitel in der Tragödie Ost-Timors begann. Es wurde zum Lehrbeispiel für ein Gesetz des Medienzeitalters, dessen propagandistisch-demagogische Möglichkeiten die Suharto-Regierung in eigenem Interesse skrupellos zu nutzen verstand, dessen von keinem staatlichen Zensor mehr zu stoppende globale Wirkung aber im offiziellen Jakarta gefürchtet wurde wie das Weihwasser vom Teufel. Das Gesetz heißt: ohne TV-Bilder keine öffentliche Aufmerksamkeit; ohne veröffentlichte Video-Aufnahmen hat ein Ereignis gar nicht stattgefunden. Aber wehe, wenn wider alle Zensursperren doch bewegte und bewegende Bilder in die Außenwelt gelangen.

Was war geschehen? Bei einer Trauerfeier an jenem 12. November auf dem Santa-Cruz-Friedhof von Dili, der Hauptstadt Ost-Timors, eröffneten indonesische Soldaten das Feuer auf wehrlose unbewaffnete Timoresen. Die Zahl der Toten ist nie exakt bekannt geworden; die Schätzungen reichen von einigen Dutzend bis zu einigen Hundert. Ähnliche Massaker hatte es zuvor gegeben und wahrscheinlich auch danach. Aber an diesem 12. November 1991 war einiges anders als sonst, wenn die Besatzungsmacht ungeniert und unbeobachtet in Ost-Timor schalten und schießen konnte.

Auf dem Santa-Cruz-Friedhof in Dili war ein englischer Fernseh-Journalist mit dem unbestechlichen Auge seiner Kamera dabei. Max Stahl hatte sich bereits als Tourist getarnt in Ost-Timor aufgehalten. Es sollte die für ihn beruflich riskanteste Reise seines Lebens werden – und die folgenreichste. Max Stahl trug unter Lebensgefahr zu einem Stück Geschichte im Allgemeinen und zu einem Stück Mediengeschichte im Besonderen bei.

Ein Reporter in Lebensgefahr

In einem Interview mit dem Indonesischen Programm der Deutschen Welle[1] schildert er die Umstände seiner Dreharbeiten, die nicht nur ein Schlaglicht auf die Arbeitsbedingungen in einer Extremsituation werfen, sondern auch die politischen Verhältnisse jener Jahre illustrieren: „Angst? Natürlich hatte ich Angst. Aber diese Angst hatte ich jeden Tag. Jedes Mal, wenn man nur ein Bild von einem Kind macht in Timor, hat man diese Angst, nicht nur um sich selbst, sondern um das Kind, um die ganze Arbeit. Also, ich hatte Angst. Und alle Leute in der Nähe hatten Angst, aber als Filmemacher muss man so eine Disziplin haben. Man hat keine Zeit zu diskutieren, ob dieses Bild gut oder nicht gut ist, ob es gefährlich oder nicht gefährlich ist."

Max Stahl benennt die Besonderheiten dieses Einsatzes, der sich von anderen wesentlich unterscheidet: „Ich fühle es jedes Mal so, wenn ich ein Bild aufnehme, zum Beispiel auf einem gewöhnlichen Friedhof: Ein Kind ist gestorben, und man muss jetzt diese Szene filmen. Das will ich eigentlich nicht machen, weil es privat ist, aber wenn man nicht das Bild der Mutter in diesem Augenblick nimmt, dann hat man keine Geschichte. Dieses Problem, diese Grenze gibt es immer, und es ist für einen Filmemacher immer ein Problem. Und in diesem Augenblick wusste ich, dass ich diesen Leuten auf dem Santa-Cruz-Friedhof überhaupt nicht helfen konnte – die einzige Sache, die ich machen konnte, war, diese Bilder aufzunehmen. Und ich war in diesem Augenblick wütend. Mehr als Angst hatte ich Wut. Outraged! Wütend. Ich war da, ich konnte die Soldaten sehen, sie hatten ja nicht nur Waffen, sondern diese großen ‚long sticks', diese Schlagstöcke. Und dann gab es die verwundeten Jungen, die keine Möglichkeit hatten, da raus zu kommen. Doch die Soldaten, sie wollten diese Jungen nicht nur verletzen, sondern auch demütigen. Sie wollten wieder die Kontrolle. Und diese Kontrolle war mit Furcht verbunden. Das bedeutet, dass sie viele Leute getötet haben, die schon verletzt waren oder nicht verletzt, sondern einfach auf dem Boden lagen."

Max Stahls Position war klar: der Kameramann nicht nur als unbeteiligter Chronist, sondern in unmittelbarer Lebensgefahr als mögliches Opfer einer Menschen verachtenden Macht, die er mit seinen filmischen Mitteln bloßzustellen nach Ost-Timor gekommen war – und zwar getarnt, weil er gar keine offizielle Drehgenehmigung erhalten hätte. So erklären sich die Umstände, sein Filmmaterial zu sichern: „Es war ganz klar, das war keine Affekthandlung von einer Gruppe von Soldaten. Die Offiziere und die Befehlshaber haben die Soldaten auf dem Friedhof herumgeschickt, und die ganze

Operation hat mehr als eine halbe Stunde, vielleicht 40, 45 Minuten gedauert, weil sie den ganzen Friedhof umstellen wollten. Und dann haben sie draußen die Leute festgenommen. Ich war da mitten auf dem Friedhof, ich hatte also 45 Minuten Zeit, nicht nur zum Drehen, sondern auch zum Nachdenken. Was passiert jetzt, wenn sie kommen, habe ich mich gefragt. Wenn sie jetzt so reinkommen, okay, dann könnte ich nichts machen, aber ich war so empört. Zuerst dachte ich, vielleicht kann ich diese Kassette einem der Jungen hier geben, aber als ich die Kassette aus der Kamera genommen hatte, wusste ich, das war eine sehr dumme Idee. Also habe ich die Kassette in einer Plastiktüte in einem frischen Grab in der Nähe vergraben. Das habe ich zweimal gemacht. Die dritte Kassette hatte ich in der Kamera, als die Soldaten sie mir abnahmen. Sie wollten die Kamera nehmen, aber ich war sehr wütend. Als ein Soldat die Kamera nahm, habe ich geschrien: ‚Was machst du da?' Und weil ich Ausländer war, war er nicht ganz sicher, was zu machen wäre, also habe ich die Kamera zurückbekommen. Später, bei der Polizei haben sie mir diese Kassette abgenommen – und da habe ich gesagt, dass das schrecklich ist, ich bin Tourist, und ich bin derartige Situationen nicht gewohnt. Aber ich wusste ja, dass ich mehr Material auf dem Friedhof hatte. Und dann haben sie mich freigelassen, weil ich ihnen gesagt habe, dass ich eigentlich Indonesien als ein Land, in dem die Leute sehr freundlich sind, sehr mochte, und dass es ein schönes Land, ein sehr schönes Land sei."[2]

Die Aussage des Kameramann Max Stahl ist ein Dokument journalistischer Arbeit unter Extrembedingungen. Es gelang ihm tatsächlich, die beiden Kassetten aus dem Friedhof zu holen und außer Landes zu schmuggeln. Im Frühjahr 1992 ist sein Film „In Cold Blood" in England ausgestrahlt worden. Die Fernsehbilder gingen um die Welt. Stahls Film mit dem Massaker auf dem Friedhof von Dili wurde zum wichtigsten optischen Zeugnis vom Leben und Sterben im indonesisch besetzten Teil Timors. Erstmals war Ost-Timor nicht mehr nur Gegenstand von Appellen der Menschenrechtsorganisationen und einzelner Personen, erstmals konnten die Vorwürfe an die indonesische Regierung mit Bildern belegt werden. Die ziemlich vergessene Weltecke geriet auf der Liste der unerledigten Konflikte aus kolonialer Vergangenheit bei den UN wieder nach oben.

Ein Film mit Folgen

Das erneute Interesse der Weltöffentlichkeit hatte eine weitere Folge, die der Regierung in Jakarta sehr unangenehm war. Am 11. Oktober 1996 sprach das Friedensnobelpreis-Komitee in Oslo diese Auszeichnung zwei Männern von Ost-Timor zu: Bischof Carlos Filipe Ximenes Belo und José Ramos Horta. Beide Männer wiesen seit Jahren unermüdlich auf das Schicksal ihrer Landsleute hin und drängten auf eine friedliche und gerechte Lösung der Probleme. Bischof Belo tat dies von Dili aus. Ramos Horta lebte im australischen Exil und war einer der populären Anwälte der Menschen Ost-Timors. Ich wage die Behauptung: Ohne die filmische Dokumentation des Max Stahl wäre Ost-Timor längst international abgehakt gewesen und im Schatten so vieler anderer, aktuellerer Konflikte vergessen worden. Mehr noch: Ohne die aufrüttelnden Bilder und die damit ausgelöste weltweite Beachtung wäre diese Inselhälfte für das Friedens-nobelpreis-Komitee kein Thema mit so genanntem News-Wert geworden.

Da ist aber noch ein anderer Aspekt, der gerade im Zusammenhang mit Ost-Timor erhellend für die Mechanismen der Medien und ihrer Verbreitung ist: Wer streut mit welchen Absichten die Informationen oder Desinformationen? Ost-Timor erregte seit den Tagen der indonesischen Invasion das Interesse von Menschenrechtsorganisationen wie Amnesty International (AI). Aber das System Suharto verhinderte mehr und mehr ausländischen unabhängigen Beobachtern die Sicht von innen. Auch AI und kritische Journalisten, die nicht einreisen konnten, waren auf Informationen aus zweiter Hand angewiesen.

Zur Hinterlassenschaft der Portugiesen gehört die katholische Kirche und die Christianisierung der Ost-Timoresen. Mit den indonesischen Truppen kam eine islami-sche Dominanz auf die Inselhälfte, geprägt von gegenseitigem Unverständnis und Miss-trauen. Die militärische Besetzung Ost-Timors und die Ausrichtung von Schulen, Verwaltung, Wirtschaft auf die Belange der javanisch geprägten Interessen Jakartas führte auch zur Unterdrückung der Ost-Timoresen in ihrer Eigenschaft als Katholiken und führte bei vielen, die sich bis dahin kaum oder gar nicht als Christen empfunden hatten, zu einer christlichen Identifikation als Schutz und Abwehr und als Verlangen nach Geborgenheit in den eigenen Reihen. Darin ist die Reputation und schließlich auch politische Rolle des Bischof Belo begründet; eine Rolle, die er sich vermutlich nicht ausgesucht, die er aber mit Rückendeckung im Vatikan wirkungsvoll ausgeübt hat in all den Jahren des Widerstandes gegen das Besatzungsregime.

Dies freilich hatte auch zur Folge: Wenn kritische Nachrichten aus Ost-Timor dran-gen, stammten sie zumeist aus katholischen Quellen. Ohne die global funktionierende Infrastruktur katholischer Publizisten, Nachrichtenagenturen, Missionsmedien hätte die Welt kaum etwas über die Lebensbedingungen in Ost-Timor erfahren. Das mindert nicht die Mitteilung von Leid und Elend, bedeutet aber zugleich, dass diese Quellen auch Partei waren und sind. Anders ausgedrückt: Wären in Ost-Timor mehrheitlich Muslime unterdrückt oder Angehörige von Naturreligionen, Hindus oder Buddhisten verfolgt und gefoltert worden, so hätten die keine Möglichkeit gehabt, mit derart weitreichendem Echo auf ihre Nöte aufmerksam zu machen. Die fragwürdige Quellen-Lage ist *Problem Nummer eins* in der Konfliktberichterstattung der weltweit operie-renden Medien, die nach wie vor von westlichen Interessen und Apparaten beherrscht werden.

Politik der verbrannten Erde

Dies alles gehört zur Vorgeschichte der zunehmend gewalttätigen Geschehnisse im Sommer 1999. Präsident Suharto war am 21. Mai 1998 gestürzt worden. Der von ihm benannte Nachfolger, Technologieminister Habibie, hatte das Referendum in Ost-Timor eingeleitet, ohne die ablehnende Haltung des indonesischen Militärs realistisch einzuschätzen. Die Generäle sabotierten die von den UN organisierte Volksbefragung, bewaffneten die pro-indonesischen paramilitärischen Milizen und heizten das Klima der Angst auf. Das historische Ereignis: Zum ersten Mal in ihrer Geschichte der Jahrhunderte währenden Fremdbestimmung sollten die Ost-Timoresen über ihre Zukunft selbst bestimmen. Etwa 80 Prozent entschieden sich für Unabhängigkeit und einen eigenen Staat. Das Referendum endete in Blut und Tränen. Die indonesischen Militärs und ihre Gefolgsleute setzten die Politik der verbrannten Erde durch. Indonesien hinterließ den UN-Beobachtern und ihrem Mandat, ein neues Ost-Timor aufzubauen, einen Trümmerhaufen. Zehntausende von Menschen auf der Flucht. Hunderte von Toten.

Die Ereignisse überschlugen sich. Plötzlich war Ost-Timor weltweit ein Top-Thema. Ost-Timor geriet für einige Tage in den Fokus des Medieninteresses, das rund um den Globus jeweils kurzzeitig beobachtet werden kann. Dann werden eine Region, ein Event, eine Persönlichkeit, ein Thema zur Spitzenmeldung und lösen einen Brennpunkt aus, veranlassen zu Hintergrundgesprächen. Und jedes Mal ist daran abzulesen, wie wenig darauf die Branche eingerichtet ist, wie strohfeuerartig das Thema abgehakt wird, wie oberflächlich letztlich das Thema im Fokus bleibt und über kurz oder lang vom nächsten abgelöst wird. Es war zwar zuvor bereits über die Begleitumstände des Referendums berichtet worden. Kamerateams, Rundfunk- und Printmedien-Reporter waren in Ost-Timor; insofern eine bessere Ausgangsposition für die Medienpräsenz an solch abgelegenem Schauplatz. Und doch lassen sich auch an diesem Beispiel die Kriterien zweifelhafter Konfliktberichterstattung erkennen. Danach fragten die Publizistik-Studenten bei jener Diskussionsrunde im Oktober 1999 in Bandung. Wie haben die westlichen Medien berichtet?

Anders als in all den Jahren zuvor waren Fernsehkameras vor Ort. Mit den Bildern auf westlichen Bildschirmen war sofort auch das Interesse der anderen Medien angefacht. *Problem Nummer zwei:* Aktualität. In solchen Situationen wird Schnelligkeit zum Selbstzweck. Nicht das analytische Wort ist gefragt, sondern die Direktschaltung, das Satellitenbild, die Durchsage per Mobiltelefon vor Ort. Die jeweilige Zentralredaktion verlangt nach Unmittelbarkeit. Darunter leidet zwangsläufig die solide Recherche. In dem Durcheinander des Referendums und seiner Folgen haben Horrormeldungen Konjunktur. Mord und Totschlag müssen bebildert werden. Das ist die besondere Art der Fokussierung, wenn nämlich nicht nur ein Thema ins Visier der internationalen Medien gerät, sondern auch ein filmisches Bild stellvertretend für die allgemeine Situation verstanden wird: der Bildausschnitt als Gesamtaussage. Unter dem Druck der Aktualität war es in den Tagen um das Referendum niemandem möglich, eine exakte Lagebeschreibung beider Timor-Hälften zu geben. Jegliche öffentliche Ordnung war zusammengebrochen.

Die Fakten oder besser: deren Mangel, Defizit, Widersprüche werden zum *Problem Nummer drei.* Wie viele Tote sind zu beklagen? Im Nu kursieren Zahlen, die keiner Nachprüfung standhalten, weil niemand in solch spannungsgeladener Zeit in einer solch geografisch und verkehrs- und kommunikationstechnisch desolaten Region einen Überblick haben kann. Die Moderatoren der Morgenmagazine und der Tagesschauen aber fragen danach. Also werden Gerüchte weitergegeben, Daten vom Hören-Sagen veröffentlicht.

Als Quellen fungieren Militärs, die jeweils eine bestimmte Interessengruppe repräsentieren, und Mitarbeiter von Hilfswerken, die ebenfalls Partei sind. Die Schreckensbilanz ist Teil ihrer Legitimation, vor Ort zu agieren. Die in möglichst großen Zahlen zu definierende Not ist Teil des zur Finanzierung der Organisationen arbeitenden Spenden-Beschaffungs-Apparates, den die Massenmedien mit eingestreuten Kontonummern unterstützen. In derartigen Konflikten greifen verschiedene Rädchen in eine Mechanik der Berichterstattung, deren Akteure eben alles andere als frei und objektiv sind, sein können.

Problem Nummer vier: der mangelnde Sachverstand und fehlendes Hintergrundwissen der in diesem Focus-Betrieb entsandten Sonder-Reporter, die wie Feuerwehrleute eingesetzt werden, zumeist handwerklich ordentlich wie diese Brandschutz-Kollegen ihre Arbeit verrichten – sprich: Interviews führen, O-Töne einfangen, die Kameras auf lodernde Häuser und weinende Kinder richten –, aber in den meisten Fällen weder die politischen Hintergründe korrekt einordnen können, noch historische Zusammenhänge kennen; ein Defizit, das freilich die Arbeit erleichtert, nämlich in Zwei-Minuten-fünfzig oder in sonstigen Kürzestbeiträgen die Geschehnisse auf den Punkt bringen zu müssen. Wissen wäre dabei hinderlich, so zynisch es klingen mag.

Diese Fokussierung – man möchte sagen: „Focusierung" – im Sinne der Verkürzung ist *Problem Nummer fünf.* Die Verfälschung der tatsächlichen Ereignisse ist vorprogrammiert. Üblicherweise vermag auch in den Redaktionszentralen kaum ein Kollege den Wahrheitsgehalt zu überprüfen. Der Schein-Authentizität des Mannes, der Frau vor Ort wird vertraut. Und dabei wird die Geografie großzügig gesehen. Es reicht zumeist schon, wenn der Korrespondent im jeweiligen Kontinent stationiert ist. Der Mann (gilt natürlich auch für eine Frau) muss in diesem Fall ganz Südostasien im Blick behalten und aus aktuellem Anlass und, wenn in den Heimatredaktionen das Interesse geweckt ist, über all das berichten, was beispielsweise in den Philippinen, in Thailand, Malaysia und selbstverständlich in Indonesien passiert: ein Archipel, der sich über 5.000 Kilometer erstreckt. Auf europäische Verhältnisse übertragen, fiele es wohl keinem Morgenmagazin-Moderator ein, zu einem spektakulären Mordfall in Palermo den Korrespondenten in Kopenhagen zu befragen. Genau zu solch geografischer Allround-Auskunft aber ist ein Korrepondent mit Sitz in Singapur verpflichtet, wenn er von dort aus Vorgänge in Borneo oder Irian Jaya bewerten soll.

Zwischen den Fronten

Bleiben wir bei den Ereignissen in Timor und den Folgen des Referendums – und zwar auf beiden Inselhälften, weil die Menschen aus dem östlichen Teil in den westlichen, den indonesischen, flüchteten, dort wiederum in Not gerieten und zwischen den Fronten dahinvegetierten. Kein Korrepondent kann über einen längeren Zeitraum vor Ort bleiben. Zurückgekehrt zum Büro in Singapur oder Bangkok, den bevorzugten

Basen der Journalisten der Region, müssen sie aber weiter, je nach dramatischer Entwicklung oder neuen Fernsehbildern, berichten und kommentieren. Man bedient sich der Telefonnachfrage, der Informationen einheimischer Stringer (die eine eminent wichtige Rolle spielen, aber üblicherweise als unverzichtbare und ernst zu nehmende Partner und journalistische Mitarbeiter nirgends genannt werden), und bedient sich als Hörfunk-Korrespondent der mitgeschnittenen O-Töne aus dem Fernsehapparat oder bezieht seine dann als angeblich authentisch weitergegebenen Eindrücke aus eben diesem Medium. Und das ist *Problem Nummer sechs:* die vorgetäuschte Authenzitität. Durch die rasant ausgeweiteten technischen Möglichkeiten weltweiter Kommunikation haben Zeit und Raum eine völlig neue Dimension und Verfügbarkeit gewonnen. Vor allem dem Hörer von Radiosendungen und dem Fernseh-Konsumenten wird die direkte Teilnahme an Ereignissen vorgegaukelt, deren zeitidentische Vermittlung zum Gütezeichen stilisiert wird. Oft hat der Reporter an Ort und Stelle oder in deutlicher Distanz zum Geschehen nichts zu sagen und nichts zu zeigen, aber dass er mit Direktschalte zu sehen und zu hören ist, wird bereits als Information und Beweis der Aktualität und des journalistischen Aktionismus verkauft. Die Verpackung wird als Inhalt dargeboten. Es ist eine Mogelpackung. Nicht immer, aber leider viel zu oft.

Die Publizistik-Studenten in Bandung, die in absehbarer Zeit in der eigenen Praxis mit diesen Problemen konfrontiert werden, aber noch in der Unschuld ihrer theoretischen Ausbildung steckten, konnten es sich leisten, den Programmmacher aus dem fernen Deutschland auf all diese Missdeutigkeiten des journalistischen Gewerbes anzusprechen. Er stimmte aus der Erfahrung der täglichen Praxis zu. Es war ein Rundgespräch anregender Kritik und Selbstkritik. Das Grundübel der modernen Medienwelt ist die oberflächliche Darstellung von Ereignissen, grenzenlos und letztlich austauschbar in Aussage, Botschaft, Informationsgehalt: *Problem Nummer sieben.* Bei immer härterer Konkurrenz der privaten und sonstigen Veranstalter überbieten sich die Macher in locker-flockiger Präsentation. Ein verräterisches Wort ist zum Synonym für Oberflächlichkeit geworden: Infotainment. Der Hintergrundbeitrag gerät immer mehr ins Hintertreffen, keine Zeit, keine Spalten für Pro und Kontra, für Zusammenhänge, für den historischen Bezug und Fakten, die an der Sache und nicht an Spektakulärem orientiert sind.

Da zeichnet sich das eigentliche Scheitern der Medien im Computer-Zeitalter ab: Free flow of Information, die Forderung der 1960er Jahre, ist weltweit in Gang gekommen; und daran können auch einzelne nationale Zensoren und repressive Regime nichts mehr ändern oder gar zurückdrehen. Der Versuch der chinesischen Regierung, Kontrollprogramme ins Internet einbauen zu wollen, sind verzweifelte Rückzugsgefechte staatlicher Bevormundung. Das Problem liegt woanders: Journalisten versagen immer mehr bei ihrer eigentlichen Aufgabe: Wegweiser zu sein, in der Datenflut das Wichtige vom Unwichtigen zu trennen, in der Quantität die Qualität zu präsentieren. Die Datenflut reißt ihre Verursacher mit sich fort.

Unter den Zwängen der täglichen Produktion mit Sendeterminen und Redaktionsschluss derartige Defizite reflektieren zu wollen, bleibt wenig Spielraum. Deshalb habe ich die Diskussion mit den jungen Kollegen und Kolleginnen in Bandung als erfrischend empfunden. Da meldete sich eine neue Generation zu Wort. Dass eine solche Runde in derartiger Offenheit in Indonesien überhaupt möglich geworden ist, gehört zu den wesentlichen Veränderungen der Medienlandschaft. Nach dem Sturz des Autokraten Suharto im Mai 1998 ist ein Prozess der Öffnung, der Neuorientierung von fundamentalem Ausmaß zu beobachten. In den drei Jahrzehnten der Suharto-Herrschaft galten repressive Bestimmungen des staatlichen Zensors. Jeder Journalist, wenn er denn öffentlich publizieren wollte, musste Mitglied der staatlichen und einzigen Journalisten-Organisation gewesen sein. Gefragt war der Typ des Hofberichterstatters, verpönt war investigativer Journalismus. Das hat eine ganze Generation von Journalisten geprägt.

Es gab stets auch Widerstand. Schon in den 1990er Jahren gründeten unabhängige Journalisten eine eigene Organisation, gaben im Untergrund eigene Publikationen heraus – und wurden verfolgt, geächtet, unter Druck gesetzt, einige auch ins Gefängnis gesteckt. Unter dem Suharto-Nachfolger Habibie wurde die Medienpolitik der geschlossenen Türen gelockert. Ein Liberalisierungsprozess ist seither erkennbar, aber es ist noch lange nicht sicher, ob das zarte Pflänzchen Demokratie eine realistische Chance des Wachstums hat. Das erklärte das Interesse der Jungjournalisten in Bandung und ihr hellwaches Verständnis von Kritik, für die es in Indonesien wahrlich kaum eine Tradition gibt. Es ist ein weites und weithin noch unbestelltes Feld der öffentlichen Auseinandersetzung. Daher die Neugier, wie Pressefreiheit in einem westlichen Land funktioniert – und wie und wo sie gefährdet, missbraucht wird und ungenutzt bleibt. Oder welche Wirkung eine Einrichtung wie der Deutsche Presserat hat. Und ob es denn überhaupt zu den umstrittenen Formen der Berichterstattung in Deutschland eine Diskussion gebe? In ihren eigenen Medien verfolgen sie höchst aufmerksam, was über ihre Landesgrenzen an Funk und Fernsehen einströmt. Die Glaubwürdigkeit wird eben auch daran gemessen, ob und wie sich beispielsweise deutsche Journalisten mit und in ihren eigenen Medien mit den hier skizzierten Problemen auseinandersetzen.

Ost-Timor befindet sich nun in einem spannungsvollen Prozess staatlicher Selbstfindung. Mit Unterstützung der UN werden Behörden aufgebaut und die Grundlagen der eigenständigen Verwaltung geschaffen. Das erfordert Geduld und Aktivitäten, die völlig unspektakulär sind. Ost-Timor ist in den Medien wieder das, was es Jahrzehnte lang gewesen war: eine Region ohne News-Wert, über der wieder der Schleier der Nichtbeachtung liegt. In Ost-Timor brennen keine Häuser mehr. Da sind wir beim *Problem Nummer acht* der an Krisen und Katastrophen orientierten Berichterstattung: kein Follow-up, keine Nach-Berichterstattung, keine Kontinuität in der Wahrnehmung. Spielende, lernende Kinder sind kein Thema – nur Kinder, die bereits in den Brunnen gefallen sind.

Anmerkungen

1 Gesendet am 22. April 1995.
2 Zitiert nach Rüdiger Siebert (1998): Indonesien. Inselreich in Turbulenzen. Unkel/Rhein.

Fritz Wolf

Naiver Realismus

Über den Mangel an analytischer Krisenberichterstattung im Fernsehen

„Es gibt, so scheint mir, eine Internationale von instant experts bei der Krisenbericht-erstattung, man nehme ein Team, ein Flugzeug, einen Haufen Agenturmeldungen und bei Ankunft am Flughafen ist er/sie schon ein Experte. Ausland – das muss knallen. Tragisch oder bunt." Dies sagte Sonja Mikich (2000) auf einer Konferenz zum Thema Friedensjournalismus, und Sonja Mikich weiß, wovon sie redet. Sie hat selbst reichlich Erfahrung im Metier, war in ihrer Zeit als Korrespondentin und Studio-leiterin der ARD in Moskau mehrfach in Tschetschenien und hat direkt aus dem zer-störten Grosny berichtet. Anlässe, über die Rolle von Medien in Konflikten nachzu-denken und die Gefahren und Herausforderungen medialer Krisenberichterstattung zu untersuchen, gab es in jüngster Zeit genug: Tschetschenien, die Kriege auf dem Balkan oder die Geiselaffäre auf der philippinischen Insel Jolo.

Dieses Bild von den Journalisten und Moderatoren, die bei aktuellen Krisen schnell einfliegen, am Flughafen ihren Aufsager machen und den Eindruck hinterlassen wollen, sie wüssten, wovon sie sprechen, kennen alle. Es ist dies aber nur der sichtbarste Ausdruck der Tatsache, dass die Medien in gesellschaftlichen und politischen Kon-flikten aller Art inzwischen eine enorm wichtige Rolle spielen.

Das gilt vor allem für das Fernsehen mit seiner Bildersucht und seiner starken visuellen Wirkung. In allen kriegerischen Konflikten der jüngeren Zeit haben Bilder eine wichtige Rolle gespielt. Einige Beispiele: Die Aufnahmen der getöteten US-Soldaten, die in Somalia durch die Straßen geschleift wurden, haben maßgeblich zum Rückzug der USA aus dem Konfliktgebiet beigetragen. Der Raketenangriff auf den Markt in Sarajevo, bis heute nicht aufgeklärt, hat fast direkt zum Abkommen von Dayton geführt. Oder der israelisch-palästinensische Konflikt: Das Bild des zwölf-jährigen palästinensischen Jungen, der vor laufender Kamera in den Armen seines Vaters tödlich getroffen wurde, hat Ende 2000 enormen öffentlichen und politischen Druck auf die israelische Regierung ausgelöst.

Die Macht der Bilder

Ohnehin scheint es, als könne es keinen Konflikt in der Welt mehr geben, bei dem nicht Fernsehkameras anwesend wären. Dennoch stellt sich häufig aber auch das un-angenehme Gefühl ein, gleichzeitig sowohl über sehr viele Informationen zu verfügen als auch nicht ausreichend informiert zu sein. Der Mangel an Analyse scheint sozusagen in das Medium eingebaut. Es ist ein Paradox des Medienzeitalters, dass wir mit Hilfe enormer technischer Möglichkeiten, dank beweglicher Kameras vor allem und blitzschneller Übertragungswege, nahezu an jedem Ort der Welt dabei sein können – und trotzdem mit Wissen und Erfahrungen weit hinter den Möglichkeiten zurückbleiben.

Dabei handelt es sich nur zum Teil um ein psychologisches Problem, um eine Folge der Übersättigung mit Bildern. Entscheidender sind politische Faktoren. Wie Medien Konflikte wahrnehmen und vermitteln, das ist ein sehr umkämpftes Terrain geworden. Über Informationen zu verfügen, ist immer schon eine Frage der Macht gewesen. Der Mangel an analytischem Vermögen in der Berichterstattung ist deshalb auch nicht einfach ein journalistisches Defizit. Es ist auch insgesamt schwerer geworden, kritisch zu analysieren und sich dabei journalistische Unabhängigkeit zu bewahren.

Neben und in jedem Krieg wird parallel ein Krieg um die Interpretation der Ereignisse geführt und um die Macht, diese Interpretation nach außen zu tragen. „News Management" ist ebenso Bestandteil jeder Kriegsführung und Konfliktregulation wie militärische Planung, ja sie ist Teil davon. Die Anstrengungen, Journalisten zu beeinflussen, sie „anzuflirten" oder gelegentlich auch einzuschüchtern, haben zugenommen. Im Bosnienkrieg etwa ließen alle Krieg führenden Parteien PR-Büros für sich arbeiten.

„News Management"

Ein kurzer historischer Rückblick zeigt, wie sich die Medienverhältnisse in den letzten Jahrzehnten entwickelt haben. Erfahrungen aus dem Vietnamkrieg, als der Krieg selbst in den Wohnzimmern anwesend war und die öffentliche Meinung kippte, hat die Krisenberichterstattung in allen weiteren Konflikten entscheidend geprägt. Im Falklandkrieg gab die politische und militärische Führung die Berichterstattung und speziell die des Fernsehens nicht mehr aus der Hand und suchte das öffentliche Bild des Kriegs gezielt zu steuern. Damals wurden Methoden eingeführt, die auch heute üblich sind: ausgewählte, leichter kontrollierbare Reporterpools, gezielte Steuerung von Informationen – kurz: „News Management". Seit Vietnam gehört es zu den wichtigsten Bestrebungen Krieg führender Parteien, den Medien Fesseln anzulegen, und das heißt vor allem, bestimmte Bilder zuzulassen und andere nicht.

Das Resultat ist bekannt. Der Golfkrieg etwa ist in ganz bestimmter Weise in der visuellen Erinnerung festgeschrieben. Hier die grünstichigen Bilder der Infrarot-Kameras aus dem nächtlichen Bagdad, das Feuerwerk der einschlagenden Scud-Raketen am Horizont. Dort die Videobilder aus den Raketenköpfen, die technischen Bilder „chirurgisch genauer" Zerstörung. Der Krieg als technisches Manöver. Die Infographiker im US-Fernsehen hatten Hochkonjunktur: Manöverkarten in 2- und 3-D, Truppenbewegungen wie auf einem Videospiel. Der Golfkrieg hat diesen Berufszweig zur vollen Blüte befördert. Alles war ausgefeilt und abstrakt. Bilder von Leid und Tod aber hatten Seltenheitswert.

Im Kosovokrieg wurden die Erkenntnisse aus dem Golfkrieg und den ersten Balkankriegen noch weiter entwickelt und die Verfahren perfektioniert. Tägliche Pressekonferenzen, die mit Videobildern auf einer Kinoleinwand beeindruckten. Dazu wieder die Videosequenzen aus den Raketenköpfen. Und auch wieder die weitgehende Abwesenheit von menschlichem Leid.

Das gilt nicht nur für die Berichterstattung, wie die NATO sie herzustellen versuchte. Der Medienwissenschaftler Karl Prümm (1999) hat in einer Analyse im Detail aufgeschlüsselt, wie die Medienbilder in den Würgegriff der verschiedenen Interessen gerieten. Voraussetzung: Die Berichterstatter des Westens verfügten von Anfang an nicht über eigenes Material. Sie waren angewiesen auf das, was ihnen von den verschiedenen Seiten zur Verfügung gestellt wurde.

Da waren einmal die technischen Bilder der Militärs. Sie sollten den vermeintlich chirurgisch sauberen Krieg zeigen, den Krieg, in dem es keine eigenen Toten geben durfte. Zwiespältige Bilder übrigens, denn sie strahlten eine technische Kälte aus, die als kontraproduktiv zu den politisch-humanitären Begründungen wahrgenommen wurde.

Die Serben wiederum verfügten allein über Bilder vom Boden aus, aus den Städten. Die serbischen Machthaber wussten diesen Vorteil zu nutzen. „In Belgrad hatte man begriffen", so Prümm, „dass man das Schauspiel dieses Krieges auf den westlichen Bildschirmen mit inszenieren, dass man die entscheidenden Bilder komponieren konnte." Prümm spricht von einem „ausgeprägten Gestaltungsbewusstsein." So versuchten die Bilder aus Serbien auf ihre Weise den Krieg zu verleugnen. Sie zeigten stattdessen Normalität, Demonstrationen und Rock-Konzerte. Prümm spricht von einem „fatalen Patt der Bildstrategien": „Beide Parteien waren letztlich an dem Bild eines beherrschten, die Normalität nicht berührenden Kriegs interessiert."

Der Kosovo selbst dagegen blieb – und dies mitten in der Mediengesellschaft – dunkel und bilderlos. Zwar wäre es auch der UÇK möglich gewesen, leichte Videokameras in die Gefechte mitzunehmen und serbische Gräueltaten zu dokumentieren. Aber auch die UÇK war nicht interessiert. Prümm vermutet, dass die UÇK nicht als Opfer, sondern als Kampftruppe dastehen wollte, dass die Bilderlosigkeit auch die eigenen Exzesse zudecken sollte und das Kalkül vielleicht sogar langfristig angelegt war: „In einem nur vom Imaginären besetzten Raum ist es leichter, sich nach dem Krieg zum Sieger und zum Befreier zu stilisieren und damit die Macht an sich zu reißen."

Das Defizit an Analyse und Differenzierung hat einen wichtigen Grund in der Instrumentalisierung der Medien. Es lohnt sich, diese Zusammenhänge ausführlich zu untersuchen. An ihnen lässt sich ablesen, in welchen Spannungsfeldern Krisenberichterstattung steht und künftig stehen wird. Diese Erfahrungen zeigen, womit Journalisten rechnen müssen, und sie geben Anhaltspunkte dafür, wie Medien sich generell verhalten können und sollten, wenn ein Mindestmaß an Unabhängigkeit bewahrt werden soll.

Schon bald nach dem Kosovokrieg war bei Fernsehleuten das Klagen groß, dass man es nicht genügend geschafft habe, unabhängig zu bleiben und sich von den propagandistischen Strategien aller Seiten fern zu halten. Das Urteil von Karl Prümm ist fast vernichtend: „Es gehört zu den nachhaltigen Schockerlebnissen dieses Krieges, wie rasant die viel gepriesene Pluralität der elektronischen Medien sich verflüchtigte, Korpsgeist und regierungsamtlicher Konsens allbeherrschend wurde. Vor allem das Fernsehen bot ein Bild der Mutlosigkeit und erweckte den Eindruck, als habe es sich selbst mit Denkverbot belegt."

Macht der Nicht-Bilder

Bilder schaffen Realitäten. Wer im toten Winkel der Bildmedien liegt und nicht von ihnen wahrgenommen wird, der muss sich ernstlich fragen, ob er noch existiert. Weil beispielsweise in Algerien keine ausländischen Journalisten arbeiten, sind das Land und seine Konflikte aus der Wahrnehmung herausgefallen. Mehr als hier und da, ein dürrer Nachrichtentext kommt nicht zustande. Bei den herrschenden Medienverhältnissen kann der blinde Fleck in der internationalen Wahrnehmung auch groß sein wie ein ganzer Kontinent. Afrika ist das augenfälligste Beispiel für eine solch extrem verschobene öffentliche Wahrnehmung. Afrika existiert in den Medien des Westens nahezu ausschließlich als Kontinent des Hungers, der Massaker und der Seuchen. Afrikanische Normalität wird nicht wahrgenommen.

Gelegentlich versuchen Journalisten, diesem falschen Bild entgegenzuarbeiten und es zu korrigieren. Mehr als ein Tropfen auf dem heißen Stein ist das nicht, denn das Problem ist grundsätzlich. Der Schriftsteller Hans-Christoph Buch etwa ist seit langem in Ländern der so genannten Dritten Welt unterwegs, war in Ruanda, Ost-Timor, der Karibik und im Kosovo. Er sagt: „Zensur und Manipulation finden nicht erst auf der Meinungsebene statt, sondern schon im Vorfeld, bei der Frage, über welchen Teil der Welt wo und wie ausführlich berichtet werden darf" (Buch 2000). Heiner Hug formuliert es drastisch: „Eine kontinuierliche Berichterstattung gibt es immer weniger. Wir berichten monatelang über Ruanda. Und dann zwei Jahre lang kein einziger Bericht. Die Medien picken wenige Ereignisse auf; aus ihnen machen sie ein Happening" (Hug 1998).

Ein Mechanismus, gegen den einige wenige mühsam ankämpfen. Der ARD-Korrespondent Franz-Josef Dreckmann etwa arbeitet unermüdlich daran, vom Leben in den verschiedenen Ländern Afrikas zu berichten und den bloß katastrophischen Blickwinkel nach Möglichkeit zu vermeiden. Vor zwei Jahren wollte er mit einem großen Fernsehprojekt den Fernsehzuschauern zeigen, dass etwa Tansania sich durchaus entwickelt. Die Attentate auf die US-Botschaften in Nairobi und Dar-es-Salaam und der gleich darauf aufflammende Krieg im Kongo machten ihm einen Strich durch die Rechnung. Dennoch ist kontinuierliche Berichterstattung dieser Art ein kleines und notwendiges Gegengewicht zum weit verbreiteten Katastrophenjournalismus. Sie braucht dazu freilich öffentlich-rechtliche Sender, die die Kosten für Korrespondenten und Studios nicht scheuen.

Auch der wahrscheinlich beste europäische Kenner Afrikas, der polnische Journalist und Schriftsteller Ryszard Kapuściński, mahnt immer wieder zu Differenzierung: „Man kann nie von einem Afrika als Ganzem sprechen" (Kapuściński 2000a). Viele Länder und Regionen entwickelten sich ganz normal, aber der internationale Journalismus konzentriere sich immer auf Katastrophen, auf den schrecklichsten Fall: „Die Information durch die neuen Medien verzerrt das Bild der Wirklichkeit." Kapuściński begreift diese Verzerrung als ein Politikum, weil sie aus dem Desinteresse der Reichen am Schicksal der Armen kommt: „Die entwickelte Welt umgibt sich mit einem Sicherheitsgürtel der Gleichgültigkeit, sie errichtet eine globale Berliner Mauer, weil sie die Dritte Welt als Welt der Barbarei betrachtet – die Nachrichten von dort künden bloß von Kriegen, Morden, Rauschgift und Diebstahl, ansteckenden Krankheiten, Flüchtlingen und Hunger, alles Erscheinungen, die uns Angst einjagen."

Kapuściński gehört zu den wenigen Journalisten, zu deren Arbeitsgrundsätzen es gehört, sich an Ort und Stelle zu informieren, in dem Land zu leben, aus dem er berichtet und die Welt aus dieser Perspektive zu betrachten, „weil ich der Ansicht bin, dass ich nicht über Menschen schreiben soll, mit denen ich nicht wenigstens ein wenig von dem durchgemacht habe, was sie durchmachen." Verständlich, dass der Reporter wenig Verständnis für die Instant-Experten aufbringen kann: „Es gibt nichts Schrecklicheres als Journalisten, die an unbekannte Orte kommen ohne zu wissen, worüber sie schreiben."

Internationale Medienverhältnisse

Einer der wichtigsten Aspekte sind die Medienverhältnisse selbst. Hier haben auf internationalem Niveau drastische Veränderungen stattgefunden. CNN, anfangs als „Chicken Noodle News" verspottet, ist ein gewichtiger Faktor im internationalen Nachrichtenwesen geworden. Erstmals agiert ein Fernsehsender global, in einem ganz anderen Ausmaß als etwa die gleichfalls international tätige und erfahrene BBC. Für CNN International ist in irgendeinem Teil der Welt immer Primetime. Überall arbeiten CNN-Journalisten daran, schneller als andere an die entscheidenden Nachrichten heranzukommen und sie als „breaking news" auf die Bildschirme der Welt zu bringen.

Die Landung der US-Truppen in Somalia etwa – eine strategische Meisterleistung der Medien. Die CNN-Journalisten waren schon vorher da und lieferten von einem bestens ausgeleuchteten Strand phantastische und pathetische Kriegsbilder in alle Welt. Den weltweiten Durchbruch schaffte CNN mit der Berichterstattung aus dem Golfkrieg und den berühmten Berichten von Peter Arnett von den Dächern Bagdads. Damals sollen, behauptet CNN, eine Milliarde Menschen in 108 Ländern zugesehen haben. Die Karriere der CNN-Journalistin Christiane Amanpour, einem Prototyp der Instant-Experten, begann mit dem Bosnien-Krieg, und wie Heiner Hug schreibt, repräsentiert sie den Mainstream-Journalismus und seine Gepflogenheiten: „Ihre Route setzt den Trend. Wo sie auftritt, sind alle." Und weiter: „Großartige Kriege vorführen – das ist die Hauptaufgabe des Mainstream-Journalismus."

„Wir, die Geier" nennt Hug sein Selbstbezichtigungsbuch, in dem er, wenn auch halbherzig, der eigenen Profession und dem internationalen Nachrichtenhandel genauer auf die Finger schaut. Er markiert mit einigem Recht das Jahr 1993 als ein Schlüsseldatum der Mediengeschichte. In diesem Jahr wurde mit „Reuters TV" die größte Bildagentur der Welt gegründet – weniger spektakulär, aber mindestens so wichtig wie Peter Arnetts Livesendungen. Reuters produziert, so Hug, jährlich etwa 15.000 News-Beiträge und verkauft diese an zweitausend Fernsehstationen. Reuters TV besitzt auch weltweit das größte Film- und Fernseh-News-Archiv. Die zweite große Agentur ist „Worldwide Television News" (WTN), ein amerikanisches Unternehmen mit Sitz in London, mit 80 Büros weltweit. Als jüngste der drei großen Agenturen trat die größte amerikanische Agentur „Associated Press" mit APTN (Associated Press Television News) auf. Der Krieg erwies sich auch hier Vater aller Dinge. APTN hatte seinen Markteintritt mit dem ersten Krieg in Tschetschenien und investierte viel in Kameraleute und Reporter. Nach Angaben von Hug soll es allein 450 Millionen Dollar gekostet haben, die TV-News-Agentur im Markt zu etablieren.

Der Konkurrenzkampf dieser Agenturen hat durchaus einschneidende Folgen für die Berichterstattung: Die Jagd nach den News und nach den Bildern, die andere nicht haben, wird härter. Die Schnelligkeit, mit der Nachrichten um die Welt gejagt werden, hat Folgen. Dass damit immer wieder auch Klischees und standardisierte Einsichten reproduziert werden, ist noch die harmloseste Auswirkung. Schwerwiegender ist, wenn bei der Jagd die gründliche Recherche vernachlässigt wird oder gar unterbleibt und wenn die Quellen nicht ausreichend überprüft werden.

Eine solche, allerdings nicht alltägliche Fehlleistung widerfuhr 1998 dem ZDF. Da zeigte „heute" sehr grausame Bilder aus dem Kongo. Truppen von Präsident Kabila ermordeten vor laufender Kamera einen angeblichen Rebellen. Gedreht hatten die Bilder Journalisten von Reuters TV – und sie waren von Kabilas Truppen mitgenommen worden. Aber danach fragte in der Eile keiner. Schnell wurden die Szenen in den internationalen Markt eingespeist. ZDF-Korrespondent Roland Stumpf in Kinshasa hatte gerade eine halbe Stunde Zeit, den Beitrag zu schneiden und zu texten. Zum Einordnen und Nachdenken war keine Zeit. Keine Information darüber, wozu die Regierung Kabila sich hier einer internationalen Nachrichtenagentur bediente. Kein Nachdenken darüber, ob die Anwesenheit der Kamera vielleicht selbst die Ereignisse beeinflusste. Ob nicht der Mann gerade deshalb getötet wurde, damit man die Bilder im Fernsehen zeige. Das Beispiel zeigt, dass es zum analytischen Vermögen gehört, gerade unter den Bedingungen eines Bürgerkriegs und der Instrumentalisierung der Medien extrem vorsichtig mit dem Bildmaterial umzugehen.

Analyse ist nicht „hip"

Konkurrenzkampf um die sensationellen Bilder, Suche nach Aufmerksamkeits- und Erregungspotenzial in den Bildern, das sind Faktoren, die im Wertekanon des internationalen Journalismus weit vor der distanzierten, reflektierten Analyse rangieren.

Hier spielen zweifellos auch die journalistischen Gepflogenheiten, wie sie in den kommerziellen Sendern sich entwickelt haben, eine wichtige Rolle. Analytische Beiträge gelten als langweilig und wenig unterhaltend. Analyse ist nicht „hip".

Generell fördern kommerzielle Medien in diesem Sinn einen antipolitischen Journalismus. Man könnte auch sagen, dass sie weniger den investigativen Journalismus verhindern als den skandalisierenden fördern. Der Amsterdamer Medienwissenschaftler Klaus Schönbach spricht von einer „Spirale des Zynismus." Der „Zeit"-Journalist Jürgen Krönig, vertraut mit den Medien in Großbritannien, kritisiert die Nachrichtenkultur des „Desastertainment": „Das schnelle Urteil ist gefragt, immer ungeduldiger, immer auf Vereinfachung aus." Und Ryszard Kapuściński schreibt in sein Notizbuch: „Die Reporter von Bild und Ton ändern die Art und Weise, wie wir die Welt sehen, von ihr erzählen. Die Kamera- und Tonleute suchen im Ereignis nicht seinen historischen oder politischen Sinn, sondern das Schauspiel, das Hörspiel, das Theater. Unter ihrem Einfluss wird ‚History' zunehmend ersetzt durch ‚Story', ihnen geht es weniger um den Sinn der Ereignisse als um ihre Dramaturgie" (Kapuściński 2000b).

Abnehmendes Interesse des Publikums

Story statt History, Dramaturgie statt Politik – hier kommen die Gewohnheiten und Interessen des Publikums ins Spiel. In den letzten Jahren hat sich dabei eine deutliche Tendenz abgezeichnet: Das Interesse des Publikums nimmt ab. Offenbar gilt das weltweit. In den USA war die Neugier auf den Rest der Welt schon immer deutlich geringer, es sei denn, es ging um vitale amerikanische Interessen. Aber auch im scheinbar weltläufigeren Europa schwindet die Aufmerksamkeit. Je „globaler" die Welt wird, umso stärker konzentrieren sich die Menschen auf ihre unmittelbare Umgebung. Noch einmal Kapuściński: „Die überforderte, müde Aufmerksamkeit des Menschen erweitert jene Gebiete der Realität, die er von sich wegschiebt und dem Vergessen anheim fallen lässt. Das gilt auch für globale Probleme. Diese Tendenz findet ihren Ausdruck in der Weltpresse, in der Gewichtung lokaler und ausländischer Themen. Den lokalen Themen wird immer größere Aufmerksamkeit zuteil. Zuerst kommen lokale Themen, dann Themen von landesweitem Interesse und erst zum Schluss Auslandsthemen."

Diese Tendenz spiegelt sich auch im Fernsehalltag wider. ARD wie ZDF produzieren mit „Weltspiegel" und „Auslandsjournal" Magazine mit ausführlicher Berichterstattung aus dem Ausland. Magazine, die mehr bieten als News-Happen, nämlich mehr Hintergrund, mehr Differenzierung. Das aber ohne großen Erfolg. Vor allem junges Publikum bleibt aus; das gilt allerdings für sämtliche politischen Magazine. Etwa 400.000 bis 500.000 Zuschauer hat etwa der „Weltspiegel" in den letzten fünf Jahren verloren. Langsam stabilisieren sich die Zahlen auf niedrigem Niveau, haben sich sogar wieder etwas erholt. Durchschnittlich 2,71 Millionen sahen 1999 das ZDF „Auslandsjournal", 2,73 Millionen den „Weltspiegel".

„Das Interesse für Auslandsberichte versteht sich nicht mehr von selbst", weiß zum Beispiel Thomas Walde vom ZDF, „das Publikum muss dafür interessiert werden" (zitiert nach Wolf 2000). Mit den Rezepten dafür experimentieren die Macher immer wieder mal herum. Die wichtigsten heißen: Konzentration auf Personen und eine stärkere Betonung der Dramaturgien. Geschichten mit starken Bildern und einfachen Konstellationen von Schwarz-Weiß, von Spieler und Gegenspieler, von gut und böse, finden immer leichter ihren Weg ins Programm. Thomas Walde sieht das ganz unsentimental: „Es ist unser Job, auch die abstraktesten Dinge umzusetzen. Im Zweifelsfall entscheiden wir uns für die starke Geschichte und für das starke Bild."

Offenlegen medialer Bedingungen als Teil der Analyse

Den vielleicht wichtigsten Beitrag, um analytische Defizite der Berichterstattung aufzuheben, können Journalisten selbst leisten. Die wachsende Instrumentalisierung der Medien zwingt geradezu dazu, das eigene Handwerk stärker zu reflektieren und die Bedingungen ihrer Arbeit deutlich offen zu legen. Damit befänden sie sich übrigens in guter Gesellschaft. Auch von Technikern und Wissenschaftlern wird heute erwartet, dass sie ihr Tun, das ja oft unabsehbare Auswirkungen haben kann, öffentlich erläutern und reflektieren. Auch Journalisten müssen dazu übergehen, die Herkunft ihrer Texte, Töne und Bilder zu bedenken, sie stärker in ihren Kontext stellen, sie ihrer Allmacht zu entkleiden und den Rezipienten dabei zu helfen, sie richtig einordnen zu können.

Das können oft ganz einfache Dinge sein. Als das ZDF die schnellen grausamen Bilder aus dem Kongo sendete, hatte es die ARD erstens leichter, weil sie keinem Zeitdruck unterlag, und zweitens hatte sie den bedachteren Reporter. Auch die ARD sendete in der „Tagesschau" die Szenen, versehen jedoch mit einem Kommentar von Franz-Josef Dreckmann: „Auch die Bilder, die schrecklichen Bilder, die wir gesehen haben, waren nicht zufällig. Die sind entstanden mit dem Wissen und dem Willen der Armee. Ich glaube, da hat ein kalter Kopf abgewogen, was ist größer: der Schaden, der unserem Ansehen entsteht durch allgemeine Empörung oder der Nutzen durch eine öffentliche, unüberhörbare Abschreckung an alle Sympathisanten der Rebellen. Und der kalte Kopf muss zu dem Schluss gekommen sein, das Zweite, der Nutzen der Abschreckung, ist größer für uns."

Wer erwartet was von welcher Information? Wer verfügt über sie? Wessen Interessen stecken in den Einstellungen der Kamera? Welcher Ausschnitt an Realität ist erfasst, welcher nicht? Es sieht so aus, als müsste der Fernseh-Journalismus den naiven Realismus ablegen, mit der immer noch viele glauben und glauben machen, die Bilder zeigten nur, was ist, zeigten nackte Realität. Bilder sind immer Konstruktionen und ihre Geschichte ist ihnen in den seltensten Fällen eingeschrieben.

Über die Grenzen der Kriegsberichterstatter etwa schreibt der „Stern"-Fotograf Jay Ullal: „Weitere Faktoren schränken den Blickwinkel des Kriegsberichterstatters weiter ein: Erstens ist er in der Gefahr, vom Objekt seiner Berichterstattung instrumentalisiert zu werden. Zweitens wird er durch seine bloße Anwesenheit selbst zum Akteur: Er beeinflusst das Geschehen, über das er berichtet. Und drittens kann er seinem Handwerk nur nachgehen unter dem Schutz oder unter der Gewalt der Waffen –

meist nur der der einen Partei, im Normalfall der Sieger. Damit läuft er nicht nur Gefahr, ihr Komplize zu werden, sondern deren Perspektive zu reproduzieren" (zitiert nach Kommerell/Fasel 1999).

Das alles sind Dinge, die auch vor den Zuschauern ausgebreitet werden müssen, um die Bilder lesbar und dadurch verstehbar zu machen. Wer einmal begriffen hat, wie TV-Bilder zustande kommen, was sie leisten können und was nicht, wird widerstandsfähiger sein gegen die Überwältigungsstrategie, die häufig die aktuelle Krisenberichterstattung kennzeichnet. Freilich ist das keine einfache Aufgabe. Jay Ullal spricht von einer „Gratwanderung, ohne die weder ein solcher Bericht noch solche Bilder zustandekommen können. Sie geben die Illusion der distanzierten Objektivität auf, um Augenzeugen zu sein. Werden sie instrumentalisiert?". Das sind offene, vielleicht jedes Mal neu zu beantwortende Fragen. Aber es sind Fragen, die gestellt werden müssen – öffentlich.

Dabei handelt es sich nicht um etwas, was sich bei Bedarf am Rande miterledigen ließe. Vielmehr müsste dieses Offenlegen des Handwerks im Zentrum einer analytisch gedachten, aufklärerischen und mündigen Berichterstattung stehen, die weggehen will von der Oberfläche und den oberflächlichen Reizen. Auch das Fernsehen, wiewohl abgestellt auf das Visuelle, auf das Sichtbare und das Emotionale, hat die Möglichkeit, in die Tiefe zu gehen. Das zu tun, ist nichts weniger als eine Bedingung für Demokratie. Dan Noyes, Vorsitzender des amerikanischen „Center for Investigative Reporing" (CIR) – einer journalistischen Institution in den USA, die sich um gründlichste Recherche bemüht – formuliert es (in „message" Nr. 4/2000) so: „Der größte Druck besteht heute darin, finanziell erfolgreich sein zu müssen, was die Berichterstattung häufig oberflächlich macht. Man gibt den Zuschauern und Lesern eher die Informationen, ‚die sie wollen', als die, die sie für verantwortungsvolles Handeln in der Demokratie bräuchten." Und weiter: „Tiefen-Recherche sorgt für verantwortlichen Umgang mit gesellschaftlicher Macht und ist ein Modell für den Journalismus als Kontrollinstanz gegen Machtmissbrauch."

Literatur

Buch, Hans Christoph (2000): „Der lag so mühelos am Rand des Weges". In: Literaturen, Nr. 11.

Hug, Heiner (1998): Wir, die Geier. Das knallharte Geschäft mit den Fernseh-News. Zürich 1998.

Kapuściński, Ryszard (2000a): Die Erde ist ein gewalttätiges Paradies. Reportagen, Essays, Interviews aus vierzig Jahren. Frankfurt am Main.

Kapuściński, Ryszard (2000b): Die Welt im Notizbuch. Frankfurt am Main.

Kommerell, Kathrin/Fasel, Christoph (1999): Von der dreifachen Wahrheit. In: message, Nr. 1.

Mikich, Sonja (2000): „Ich will es schwer machen wegzusehen". In: m – Menschen machen Medien, 49. Jahrg., Nr. 7.

Prümm, Karl (1999): Wo ist die Wahrheit? Der Kosovo-Krieg und die Medien. Ein Rückblick. In: epd medien, 52. Jahrg., Nr. 72/1999.

Wolf, Fritz (2000): Geschichten von Gut und Böse. Die Auslandsjournale von ARD und ZDF. In: Die Woche, 8. Jahrg., 7.7.2000.

Michael Kunczik

Feind-Bilder

Wie Stereotypisierungen funktionieren und wozu sie dienen

Begriffsklärung

Stereotype sind, wie Walter Lippmann 1922 in seinem Werk „Public Opinion" heraus-
arbeitet, simple und oftmals nur unzureichend begründet Routineurteile, denen eine
Entlastungsfunktion zugeschrieben wird. Zumeist sind sie ungenau und werden von
vielen Menschen mit großer Überzeugung vertreten. Jeder Mensch besitzt aus denk-
ökonomischen Gründen Kategorien, die die Wahrnehmung strukturieren, da man
niemals alles bis in die letzte Einzelheit erfassen und würdigen bzw. berücksichtigen
kann. Stereotype sind also nicht negativ per se. Das Stereotyp über Stereotype lautet,
dass alle Stereotype schlecht sind – und dieses Stereotyp ist, wie alle anderen Stereotype auch, eine zu große Vereinfachung. Stereotype sind kein Substitut für das Denken,
wie etwa Hayakawa (1950) behauptet, sondern sie steuern das Denken. Ohne Stereotype wäre ein Denken und Wahrnehmen, wie wir es kennen, unmöglich. Niemand
lebt ohne Vorurteile, die Informationslücken beheben und Orientierungshilfen geben
können.

Sehr viele Einstellungen und Verhaltensweisen basieren auf Vorurteilen. Niemand
ist in der Lage, andere Menschen immer in ihrer gesamten jeweils einzigartigen
Individualität zu erfassen. Jeder typisiert bei der Einschätzung andere Personen; sei es
nach Beruf, Alter, Geschlecht, Haarfarbe, Rasse oder Nationalität. Hierbei reicht die
Zugehörigkeit zu einer Kategorie (z. B. Inder, Indianer, Chinese, Italiener, Deutscher
usw.) unter Umständen aus, um einer Person zu unterstellen, sie besitze alle dieser
Kategorie zugeschriebenen Eigenschaften. Wenn man „weiß", dass die Deutschen
plump und taktlos oder militärisch oder wissenschaftlich oder fleißig und gebildet
sind, dann weiß man, wie man sich ihnen gegenüber zu verhalten hat. Um nochmals
Lippmann (1922: 81) zu zitieren: „For the most part we do not see first, and then
define, we define first and then see."

In aller Regel wird die Eigengruppe in den Mittelpunkt gestellt und zum Maßstab
der Beurteilung anderer Gruppen bzw. Nationen und Staaten benutzt. Ethnozentrismus,
ein Terminus, den William Graham Sumner 1906 in seiner soziologischen Studie
„Folkways" prägte, bezeichnet dabei die Annahme, dass das jeweils eigene Wert-
system gegenüber anderen Wertsystemen überlegen ist und als Bezugsrahmen zur Einschätzung anderer Kulturen benutzt wird, d. h. die eigenen Werte, Sitten und Normen

werden als Maßstab zur Einschätzung anderer Kulturen benutzt. Im Sinne von Sumner ist Ethnozentrismus der technische Ausdruck für die Art, die Dinge so zu sehen, dass die Eigengruppe der Mittelpunkt von allem und jedem ist und alle anderen danach beurteilt werden. Jede Gruppe nährt nach Sumner ihren Stolz und ihre Eitelkeit, brüstet sich als überlegen, verherrlicht die eigenen Gottheiten und blickt mit Verachtung auf Außenstehende herab. Bereits wesentlich früher, nämlich 1580, hatte Michel de Montaigne in seinen „Essais" (Kapitel 31) zum Kulturkontakt mit den brasilianischen Indianern, die als Menschenfresser und Barbaren beschrieben wurden, angemerkt: „Jeder nennt barbarisch das, was in seinem eigenen Land nicht Brauch ist. Es scheint jedoch so zu sein, dass wir keinen anderen Wahrheits- und Vernunftmaßstab besitzen als das Beispiel und die Vorstellung der Meinung und Sitten des Ortes, an dem wir leben."

Hinsichtlich der Informationen über das Ausland ist es für die meisten Menschen eine Notwendigkeit, sich auf Erfahrungen aus zweiter Hand verlassen zu müssen (Gehlen 1957: 49), wobei zwischen den Einzelnen, dessen primärer Erfahrungskreis begrenzt ist, und die unübersehbaren sozialen Prozesse im Ausland die Erfahrung aus zweiter Hand tritt die insbesondere durch die Massenmedien vermittelt wird. Diese Informationen sind für den Einzelnen zumeist für die eigene Lebensgestaltung im Alltag unwichtig, d. h. es besteht keine Notwendigkeit, sich selbst um Primärinformationen zu bemühen, was für große Bereiche des Nichtwissens (Kriesberg 1949) verantwortlich zeichnet. Bereits Lippmann (1922: 181) verwies darauf, dass die Menschen sich durch die Massenmedien ein Bild von Teilen der Welt machen, die sie niemals zu Gesicht bekommen.

Feindbildaufbau in Kriegszeiten und Steuerung der öffentlichen Meinung

David Hume beschrieb 1749 im „Treatise of Human Nature" (1958: 348) den in England üblichen Feindbildaufbau: Wenn sich England im Kriege befinde, würden dem Gegner Grausamkeit, Heimtücke und Angriffslust unterstellt. Die eigene Sache und die der Verbündeten aber würde als moderat und gerechtfertigt angesehen. Der Anführer des Gegners sei blutrünstig und habe Freude an Tod und Zerstörung. Die Gewalt aber, die von der eigenen Seite ausgeübt werde, sei dagegen ein unvermeidbares Übel des Krieges. Ferdinand Tönnies (1922: 544) charakterisierte in seiner „Kritik der öffentlichen Meinung" die öffentliche Meinung in einem Lande, das sich im Kriegszustand befindet, dahingehend, dass man sich darüber einig sei, „dass der Krieg dem eigenen Lande aufgezwungen, dass er ein Verteidigungskrieg oder … ein gerechter und notwendiger Krieg sei." Tönnies argumentierte weiter (1922: 545): „Die Gestaltung der öffentlichen Meinung im Kriege unterliegt naturgemäß der Sorge der Regierung und der Heeresleitung. … Leicht wird aber wegen des Wertes der Siegesnachricht der wirkliche Sieg vergrößert, die wirkliche Niederlage – deren Nachricht naturgemäß die entgegengesetzte Wirkung auslöst – verkleinert oder verschleiert; und von der Leichtfertigkeit oder doch minderen Gewissenhaftigkeit in Bezug auf die Wahrheit führt bald ein weiterer Schritt zum Entschlusse der bewussten Täuschung, der Lüge. Die Kriegsgeschichte aller Zeiten ist davon erfüllt …"

Funktionen des Feindbildaufbaus

Feindbildaufbau ist ein seit jeher beliebtes Verfahren, um die öffentliche Meinung zu stabilisieren, zumal in Kriegszeiten. Der Aufbau eines künstlichen Feindbildes schafft bei der Bevölkerung ein Gefühl der Bedrohung, das mit einem Bedürfnis nach starker Führung bzw. mit einer erhöhten Bereitschaft verbunden ist, autoritäre Führung zu akzeptieren. Je größer die geglaubte Bedrohung durch einen tatsächlichen oder vermeintlichen Gegner ist (die Deutschen als „Hunnen"; die frühere Sowjetunion als „Reich des Bösen" usw.), desto größer scheint der Bedarf nach starker Führung zu sein.

Feindbilder können durchaus dazu dienen, die innerhalb eines Staates bestehenden Frustrationen nach außen zu projizieren und damit „unschädlich" zu machen. Gern wird in Kriegszeiten der Gegner als Monster, Untermensch und Bestie stigmatisiert. So wurde Deutschland im ersten Weltkrieg von Herbert George Wells, der den Deutschen intellektuelle Inferiorität bescheinigte, als „Frankenstein Germany" bezeichnet, und Rudyard Kipling warnte: „The Hun is at the gate." Ferner geiferte Kipling: „This is not war. It is against wild beast that we fight" (zitiert nach Kunczik 1998: 36).

Wells und Kipling gehörten zur großen Schar britischer Schriftsteller (auch G. K. Chesterton, Sir Arthur Conan Doyle, John Galsworthy und George Trevelyan waren beteiligt), die nach Ausbruch des Ersten Weltkriegs in einem bis dahin beispiellosen Propagandafeldzug die Deutschen als eroberungslüsterne Kriegstreiber hinzustellen versuchten, die die absolut friedliebenden Briten und deren Verbündete in den „Krieg gegen den Krieg" gezwungen hatten. Bereits am 18. September 1914 erschien in der „New York Times" das so genannte „Author's Manifesto", in dem u. a. begründet wurde, dass Großbritannien sich nicht aus dem Krieg hätte heraushalten können. Das 1917 erreichte Ziel bestand darin, die USA gegen Deutschland in den Krieg zu ziehen (damit soll aber nicht behauptet werden, dass allein die britische Propaganda für den amerikanischen Kriegseintritt verantwortlich zeichnete). Während des Ersten Weltkriegs war eine beliebte Gräuelgeschichte, die Deutschen hätten 50 belgischen Pfadfindern die Hände abgehackt. Mit derartiger Gräuelpropaganda sollte insbesondere in den USA eine deutschfeindliche Stimmung aufgebaut werden. Die populärste Gräuelgeschichte, die von den Briten erfunden wurde, war übrigens die „Kadavergeschichte", die auch von der „Times" in ihrer Ausgabe vom 16. April 1917 verbreitet wurde. Demnach wurden die Leichen gefallener deutscher Soldaten zur Glyzerinherstellung benutzt (Kunczik 1990: 57 ff.).

All dies aber war nichts Neues. So wurden den Türken während der Türkenkriege von der Propaganda alle möglichen Gräueltaten unterstellt (Kunczik 1997: 50 ff.), wobei das Topos des Babymordes von besonderer Bedeutung war. In einem Flugblatt aus dem Jahr 1593 heißt es u. a.: „Was Weibs Personen anbelangt, den habens than großen Zwang ... wann sie hatten ein schwangers Weib, haben den Leib aufgerissen, die Frucht genommen an dem End, und an die Wande geschmissen ..." Auch den Deutschen sind schon vergleichbare Untaten unterstellt worden. Während des Deutsch-Französischen Krieges 1870/71 charakterisierte der offizielle *Public* die Deutschen folgendermaßen: „Sie metzeln die Verwundeten nieder, stecken die Ambulanzen in Brand, sie töten die Kinder, schänden die Frauen, morden die Greise und zünden die Häuser an" (nach Bauer 1930: 336).

Das Motiv des Kindermordes tritt beim Feindbildaufbau immer wieder auf. Im rumänischen Timişoara (Temesvár) wurden während der Revolution des Jahres 1989 der Presse die Leichen schwangerer Frauen mit aufgeschlitzten Bäuchen vorgeführt, um die Brutalität der Securitate zu beweisen. Tatsächlich waren die Frauen eines natürlichen Todes gestorben und autopsiert worden (Weaver 1992). Auf vergleichbare angebliche Gräuel hat auch der deutsche Verteidigungsminister Rudolf Scharping verwiesen, um den Angriff der NATO gegen Jugoslawien zu rechtfertigen: „Die menschliche Empörung spielt eine große Rolle, die historische Erfahrung ebenso wie das Wissen um die Greuel. Auf dem Balkan geht es ja nicht um Öl oder Rohstoffe. Was wir jetzt tun, geschieht wegen der mit äußerster Brutalität vorgenommenen Verletzung von Menschen- und Lebensrechten. ... Aus einer Schule trieb man die Lehrer und Kinder heraus, hängte die Lehrer vor den Augen der Kinder auf und vertrieb die Kinder dann mit Gewehrkolben und Schüssen. Schwangeren Frauen wurden nach ihrer Ermordung die Bäuche aufgeschlitzt und die Föten gegrillt" („Der Spiegel", Nr. 17/1999). Auf die Frage, ob dies verbürgt sei, antwortete Scharping: „Ich gebe solche Erzählungen nur weiter, wenn sie von mindestens zwei oder drei Zeugen unabhängig voneinander berichtet worden sind." Was hiervon zu halten ist, verdeutlicht die Tatsache, dass sämtliche Kampfparteien im zerfallenen Jugoslawien PR-Agenturen mit der Wahrnehmung ihrer Interessen beauftragt haben, die auch Gräuelgeschichten gezielt lancierten.

Sprachliche Verharmlosung

Eng verbunden mit dem Feindbildaufbau durch Propaganda ist in Kriegszeiten die sprachliche Verharmlosung der durch die eigene Seite angerichteten Schäden, die, um David Hume zu paraphrasieren, natürlich im Dienst der guten Sache vorgenommen werden und bedauerlicherweise militärisch unumgänglich sind. Auch hierfür bietet der NATO-Krieg gegen Jugoslawien eine Fülle von Beispielen. Getötete Zivilisten, zerstörte Wohngebiete und Industrieanlagen wurden zu „Kollateralschäden". Nachdem durch die NATO bei einem Angriff auf das Dorf Korisha im Kosovo nach serbischen Angaben rund hundert Zivilisten getötet wurden, vermutete das Bundesverteidigungsministerium eine Kriegslist der Serben. Kosovo-Albaner würden als menschliche Schutzschilde missbraucht (was durchaus möglich war). Mögliche eigene Fehler wurden von der NATO abgestritten. Stattdessen kündigte die NATO seinerzeit an, die Zahl der Luftangriffe ungeachtet der zivilen Opfer verstärken zu wollen. Lediglich als die präzisen Präzisionswaffen der NATO mit unglaublicher Präzision ausgerechnet die chinesische Botschaft in Belgrad zerstörten und Menschen töteten, sah sich Bundeskanzler Schröder im Mai in Peking veranlasst, eine Entschuldigung auszusprechen. Der Kanzler bezeichnete die Zerstörung der Botschaft explizit als völkerrechtswidrig. Wenn unschuldige Serben getötet wurden, war das demgegenüber offenbar „kollateral" und diente der guten Sache.

Carl von Clausewitz und der Feindbildaufbau

In Kriegszeiten bzw. in den Zeiten vor Kriegsausbruch kommt den Massenmedien ein entscheidender Einfluss für den Feindbildaufbau zu. Es gilt zugleich auch, den Gegner zu täuschen. Ausgehend von den Überlegungen von Clausewitz kann eine theoretische Verortung von zensorischen Maßnahmen bzw. der Kontrolle von Kriegsberichterstattung entwickelt werden, die sich sowohl auf die Ebene militärischer Aktionen bezieht, d. h. die Überraschung des Gegners betrifft, als auch die Notwendigkeit berücksichtigt, dass das eigene Volk den Krieg unterstützt. Militärische Aktion findet in einer Umwelt statt, die von Gefahr, Verwirrung und höchster physischer Anspannung ausgezeichnet ist. Clausewitz bezeichnet dies als „Friktion". „Friktion" ist verantwortlich dafür, dass im Krieg alle Pläne, die am Tisch oder im Manöver entworfen wurden bzw. sich bewährt haben, umgeworfen werden müssen: „Es ist alles im Kriege sehr einfach, aber das Einfache ist schwierig. Diese Schwierigkeiten häufen sich und bringen eine Friktion hervor, die sich niemand richtig vorstellt, der den Krieg nicht gesehen hat … Friktion ist der einzige Begriff, welcher dem ziemlich allgemein entspricht, was den wirklichen Krieg von dem auf dem Papier unterscheidet" (Clausewitz 1969: 65). Mit anderen Worten: Kein Militär wird einen auf Überraschung basierenden Plan ausführen, wenn er Grund zu der Annahme hat, dass der Gegner den Plan kennt. Geheimhaltung und Täuschung sind unumgängliche Notwendigkeiten der Kriegsführung.

Feindbildaufbau durch Journalisten

Zwischen Militär und Journalismus besteht sozusagen automatisch ein Konflikt: Es ist eine unumgängliche militärische Notwendigkeit, den Feind zu täuschen und Stimmungen anzuheizen, wohingegen der Journalismus an „objektiver" Kriegsberichterstattung und an der Aufdeckung von Geheimnissen interessiert ist. Ein verantwortungsvoller Journalismus befindet sich damit in einem fast unlösbaren Dilemma. Allerdings können Journalisten selbst durch Feindbildaufbau zu Kriegstreibern werden. Wenn es einen Krieg gibt, von dem gesagt werden kann, dass er die Folge journalistischer Kriegstreiberei war, dann handelt es sich um den spanisch-amerikanischen Krieg 1898. Nach Mott (1962: 527 ff.) war der „journalistic jingoism", also der journalistische Hurrapatriotismus, der von den Verlegern Hearst und Pulitzer im Wettkampf um die Auflagenhöhe ihrer jeweiligen Boulevardzeitungen im Zeitraum zwischen 1896–98 betrieben wurde, verantwortlich dafür, dass Präsident McKinley schließlich dem Druck der öffentlichen Meinung nachgab und Spanien den Krieg erklärte.

Angebliche spanische Grausamkeiten auf Kuba, auch gegen amerikanische Staatsbürger, die sich am Befreiungskampf beteiligten, sowie die Leiden der Kubaner in Konzentrationslagern wurden auf höchst dramatische Weise geschildert. Die Sensationsjournalisten bezeichneten den spanischen General Valentino Weyler als „the Butcher". Berichte über spanische Grausamkeiten erhöhten die Auflage, so dass sich in dieser Hinsicht ein regelrechter Wettkampf der Gräuelberichterstattung entwickelte. Die Grenzen des seriösen Journalismus wurden dabei bedenkenlos überschritten. Viele Autoren meinen, dass es ohne die Yellow Press den spanisch-amerikanischen Krieg nicht gegeben hätte (O'Keefe 1972: 4). Die Bevölkerung wurde nach Squires (1935: 11) davon überzeugt, „that Spain was intorabley brutal in its conduct of the Cuban war, and that intervention was not only the right, but the duty of the nation." Anzumerken ist noch, dass die Spanier in dem Moment, da die Unruhen in Kuba begannen, sofort strikte zensorische Maßnahmen in Kraft setzten. Wilkerson (1932: 9) bemerkt dazu: „The restriction of news caused much friction between newspaper correspondents and the Spanish military authorities, and contributed materially to the stirring up of opposition in the United States against the Spaniards." Den wirtschaftlichen Hintergrund der Medienkampagne gegen Spanien stellte bereits im Januar 1898 Godkin heraus (1898: 9): „Newspapers are made to sell; and for this purpose there is nothing better than war. War means daily sensation and excitement. On this almost any kind of newspaper may live and make money."

Kontrolle der Weltöffentlichkeit

Die Bedeutung internationaler Kommunikation, d. h. der Weltöffentlichkeit, für die Außenpolitik bzw. Kriegsführung – und damit der Möglichkeit, den jeweiligen Gegner als Unmenschen im Sinne der zitierten Aussage von David Hume hinzustellen – hatten als erste die Briten erkannt. Großbritannien hatte in der Zeit imperialer Auseinandersetzungen die Bedeutung internationaler Kommunikation erkannt; und zwar sowohl als Mittel, um weltweit aktionsfähig zu bleiben, als auch um die Weltmeinung kontrollieren zu können. Eine britische Kabinettvorlage vom 19. März 1891 wies explizit darauf hin, dass die weltweite Kontrolle der Kabelnetze Großbritannien einen großen Vorteil einbrächte, nämlich die Möglichkeit der Ausübung der Zensur von ausländischen Nachrichten (Kennedy 1971: 741). Bereits 1898 fasste das Colonial Defence Committee den vorsorglichen Beschluss für eventuelle Kriegszeiten, dass feindliche Kabel gekappt werden sollten. Die Planung wurde für alle möglichen Bündniskonstellationen durchgeführt. In Bezug auf Deutschland wurde beschlossen, im Kriegsfalle das deutsche Kabel von Emden nach Vigo, das von dort über die Azoren nach Amerika lief, zu kappen. Für den Fall, dass England mit Frankreich und Russland gemeinsame Sache machen würde, war es, so ein Report aus dem Dezember 1911, möglich „to isolate Germany from practically the whole world, outside Europe" (Kennedy 1971:

744). Das Kappen dieser Verbindung war denn auch eine der ersten Kriegshandlungen der Briten. Am Morgen nach Ablauf des Ultimatums an Berlin wurde das Kabel gekappt. Die Konsequenz war, dass die Kriegsberichterstattung, die in den USA verbreitet wurde, fast ausschließlich von den Alliierten kam.

Das Thema Krieg, Zensur und Feindbildaufbau hat durch den Krieg im Kosovo wieder an Aktualität gewonnen, war aber bereits im Zusammenhang mit der Berichterstattung über den Golfkrieg Thema öffentlicher Diskussion. Von der amerikanischen Armee wurde der Informationsfluss eng begrenzt. Die Hauptinformation, die die Fernsehjournalisten mit vielen Worten und Bildern vermittelten, war – außer dem verzweifelten Ruf „Hallo, hören Sie mich?" – vor allem die Information, dass man keine Informationen habe. Im weiteren Verlauf der Auseinandersetzung wurde dann die Video-Show von General Schwarzkopf gezeigt, der im Tarnanzug seine Bilder vom technisch sauberen Krieg zeigte. Die Informationen über den Golfkrieg wurden von den USA nahezu vollkommen kontrolliert. Bilder, die aus der Sicht der USA negativ auf die Öffentlichkeit hätten wirken können, wurden nicht gezeigt. Wenn der Informationsfluss derart gut kontrolliert wird, dann besteht immer die Gefahr, dass die Medien der Verlockung erliegen, das vorgefertigte Informationsmaterial zu übernehmen und damit zugleich auch am Feindbildaufbau mitwirken – zumindest aber nicht Feindbildabbau betreiben können, denn das von der PR-Abteilung Krieg führender Staaten zur Verfügung gestellte Material ist immer interessengebunden.

Literatur

Clausewitz, Carl von (1969): Vom Kriege. Pfaffenhofen (herausgegeben von Wolfgang Pickert und Wilhelm Ritter von Schramm) [zuerst 1832–34].
Cutlip, Scott M. (1994): The Unseen Power: Public Relations. A History. Hillsdale, N. J.
[„Der Spiegel", Nr. 17/1999] „Wir kommen unserem Ziel näher". Verteidigungsminister Rudolf Scharping über die moralische Rechtfertigung für den Krieg, über die Kriegsziele der Nato und ein Jugoslawien ohne Slobodan Milošević [Spiegel-Gespräch]. In: Der Spiegel, 53. Jahrg., Nr. 17, S. 26–30.
Gehlen, Arnold (1957): Die Seele im technischen Zeitalter. Reinbek 1957.
Godkin, Edwin L. (1898): The Growth and Expansion of Public Opinion. In: The Atlantic Monthly, LXXXI (January).
Hayakawa, Samuel I. (1950): Recognizing Stereotypes as Substitutes for Thought. In: Revue of General Semantics, 7.
Hume, David (1958): A Treatise on Human Nature. London [zuerst 1749].
Kennedy, Paul M. (1971): Imperial Cable Communications and Strategy, 1870–1914. In: English Historical Review, 86, S. 728–752.
Krauze, A.: Spin Doctors of War. In: New Statesman & Society, 31. 7. 1992, S. 12–13.
Kriesberg, Martin (1949): Dark Areas of Ignorance. In: Lester Markel (ed.): Public Opinion and Foreign Policy. New York 1949.
Kunczik, Michael (1990): Die manipulierte Meinung. Köln, Wien.
Kunczik, Michael (1997): Geschichte der Öffentlichkeitsarbeit in Deutschland. Köln, Wien, Weimar.

Kunczik, Michael (1997a): Images of Nations and International Public Relations. Mahwah, N. J.

Kunczik, Michael (1998): British and German Propaganda in the United States from 1914 to 1917. In: Jürgen Wilke (ed.): Propaganda in the 20th Century. Contributions To Its History. Cresskill, N. J.

Lippmann, Walter (1922): Public Opinion. New York.

Mott, Frank L. (1962): American Journalism. A History 1690–1960. 3rd. ed. New York.

O'Keefe, Kevin J. (1972): A Thousand Deadlines. The New York City Press and American Neutrality, 1914–17. The Hague.

Squires, James D. (1935): British Propaganda at Home and in the United States From 1914 to 1917. Cambridge, Mass.

Sumner, William G. (1906): Folkways. A Study of the Sociological Importance of Usages, Manners, Customs, Mores, and Morals. Boston.

Tönnies, Ferdinand (1922): Kritik der öffentlichen Meinung. Berlin.

Weaver, K. (1992): Body Counts. In: New Statesman & Society, 31. 7. 1992, S. 13.

Wilkerson, Marcus M. (1932): Public Opinion and the Spanish-American War. A Study in War Propaganda. Baton Rouge.

Hermann Meyn

Aus Fehlern gelernt?

Kriegsberichterstattung als Herausforderung des Journalismus und seiner Ethik

Kriege sind ein Ausnahmezustand, und sie versetzen auch die Medien in einen Ausnahmezustand, in denen die normalen Regeln journalistischer Arbeit oft nicht mehr gelten. Das Geschäft mit der Information wird streckenweise von jenen monopolisiert, die den Krieg führen. Das sind die Kriegsparteien, die Regierungen und die Militärs. Sie zensieren Nachrichten oder instrumentalisieren Journalisten aus mehreren Gründen: Sie möchten nicht den Vorteil eines Überraschungsmoments verlieren, den Gegner über eigene Stärken und Schwächen täuschen, und die Moral der Truppe und der eigenen Bevölkerung stärken. Das wusste übrigens vor mehr als 800 Jahren bereits Dschingis Khan. Er schickte einzelne Vorreiter in die Gebiete, die er anzugreifen gedachte. Dort ließ er Gerüchte über die Grausamkeit und die gewaltige Zahl seiner Reiterhorden verbreiten, um auf diese Weise den Widerstandswillen der Bewohner zu schwächen. So eroberte er Zentralasien.

Der Vergleich mag ein wenig hinken, aber ich halte die Behauptung nicht für so ganz abwegig: Auch wenn sich unsere Informationsmöglichkeiten seit den Zeiten der mongolischen Reiterheere unendlich verbessert haben, gibt es heute nach wie vor Dschingis-Khans, die versuchen, den Gegner durch Gerüchte und Falschmeldungen zu beeindrucken und zu irritieren. Mehr denn je gehört psychologische Kriegsführung zum Krieg, und die Medien sind Teil dieser Kriegsführung. Die Krisen- und Kriegsberichterstattung gleicht bis auf den heutigen Tag partiell und zeitweise einem Lügengebilde, was ich am Beispiel des Kosovokrieges belegen möchte.

Der Zwang zur Simplifizierung

Als die NATO am Abend des 24. März 1999 mit dem Bombardement Jugoslawiens begann, war dies für Millionen Menschen ein Schock, vor allem auch für die Deutschen, denn nun kämpften erstmals nach mehr als einem halben Jahrhundert auch deutsche Soldaten wieder auf dem Balkan. Der Krieg hatte eine Vorgeschichte. Die Belgrader Zentralmacht vertrieb bereits seit längerem Albaner aus der serbischen Südprovinz und zwar mit offener Gewalt. Die Kosovo-Befreiungsarmee UÇK reagierte darauf mit Vergeltungsschlägen. Sie hatte im übrigen ihrerseits, unbemerkt von der Weltöffentlichkeit, aus über 90 Dörfern im Kosovo Serben vertrieben. Die Bundesregierung in Bonn hielt vor dem NATO-Bombardement die Lage im Kosovo für so stabil, dass sie 11.000 Kosovo-Albaner in ihre Heimat zurückschickte.

Ich fuhr im Herbst 1998 auf Einladung des Presse- und Informationsamts der Bundesregierung nach Prishtina (Priština), um mich vor Ort nach den Informationsmöglichkeiten der Journalisten zu erkundigen. Die Weltöffentlichkeit hatte sich längst an den Bürgerkrieg in der Region gewöhnt. Die täglichen Scharmützel zwischen Serben und UÇK-Kämpfern waren keine Schlagzeile mehr wert. Doch dann lenkte plötzlich eine Meldung die Aufmerksamkeit der Politiker und des Publikums auf sich, die Nachricht eines deutschen Korrespondenten von einem Massengrab, in dem über hundert von Serben ermordeter Frauen und Kinder lägen. Ich erkundigte mich danach bei den Chefredaktionen der beiden in Prishtina erscheinenden albanischsprachigen Zeitungen „Koha Ditore" und „Bitju". In getrennten Gesprächen erklärten beide Chefredaktionen, sie hätten darüber nicht berichtet, weil sie dieses Massengrab nicht gesehen hätten. Es gäbe wegen der unübersichtlichen und deshalb so gefährlichen Lage keine Möglichkeit, sich vor Ort ein eigenes Bild zu machen. Und dann fügten, wieder unabhängig voneinander, beide Chefredaktionen hinzu: „In diesem Bürgerkrieg bewaffnet die UÇK auch Frauen und Kinder. Wenn die auf serbische Einheiten schießen, muss man sich wohl nicht wundern, wenn die zurückschießen, auch auf Frauen und Kinder."

Zurück in Belgrad, wo ich damals noch in einem Vortrag vor laufenden Kameras nachdrücklich gegen die Ausweisung eines deutschen Korrespondenten protestieren konnte und meine These veröffentlicht wurde, ein Staat, der ausländische Journalisten ausweise, könne sich nicht als Demokratie bezeichnen, erreichte mich noch eine weitere Information. Ein hoher österreichischer Diplomat verriet mir am Frühstückstisch: „Ich habe häufig deutschen Journalisten Einzelheiten über die komplizierten Bürgerkriegsverhältnisse im Kosovo mitgeteilt. Sie haben dankend abgelehnt und erklärt, solche Informationen würden ihnen die Heimatredaktionen nicht abnehmen." Was ich zunächst nicht glauben wollte, habe ich wenige Tage später selbst erlebt. Der Versuch, in einer Reportage über die unsichere Nachrichtenlage im Süden Jugoslawiens in bundesdeutschen Zeitungen zu schreiben, war im Herbst 1998 zum großen Teil zum Scheitern verurteilt.

Parteiliche Berichterstattung

Eine große bayerische Regionalzeitung ließ mich sogar schriftlich wissen, sie werde den Beitrag, obwohl er „sehr gut geschrieben" sei, nicht veröffentlichen, „weil er unsere Leser verunsichern würde." Mit anderen Worten: Es gab seit längerem in den deutschen Medien, natürlich nicht bei allen, eine anti-serbische Grundstimmung, eine parteiliche Berichterstattung, und die gab es in verstärktem Maße bei vielen Blättern sowie in vielen Hörfunk- und Fernsehsendungen zu Beginn des NATO-Bombardements im März und April 1999.

Aus drei Informationsquellen konnten die Redaktionen in Deutschland damals schöpfen: offizielle Mitteilungen aus Belgrad, Augenzeugenberichte von Flüchtlingen aus dem Kosovo und amtliche Verlautbarungen aus Brüssel, Washington und Bonn. Die

Kernfrage lautet deshalb: Wie ungefiltert sprudelte aus diesen Quellen die Wahrheit, und wie sind die Journalisten mit diesen Quellen umgegangen?

Ich beginne in Belgrad. Dort hatte der serbische Präsident Slobodan Milošević schon lange vor Beginn des NATO-Bombardements oppositionelle publizistische Stimmen zu unterdrücken versucht. Im Januar 1999 verpflichtete ein neues Mediengesetz die Journalisten, „patriotisch" zu berichten. Zeitungen und Rundfunksender, die sich nicht daran hielten, wurden geschlossen. Diese Gleichschaltung perfektionierte das autoritäre Regime im März mit der Anwendung des Kriegsrechts. Journalisten aus NATO-Ländern konnten sich nicht mehr frei bewegen, mussten zum großen Teil auch Belgrad verlassen. Alle Bilder, die seit dem Einschlag der ersten NATO-Bomben und -Raketen aus der jugoslawischen Hauptstadt kamen, kontrollierten die serbischen Behörden. Das Staatsfernsehen informierte die Bevölkerung des Landes so, wie es Milošević brauchte, um Hass gegen die NATO zu schüren und seine Vertreibungspolitik im Kosovo zu rechtfertigen. Einerseits versuchte das Staatsfernsehen den Eindruck zu erwecken, Belgrad sei in eine permanente Feststimmung verfallen. Tausende strömten offensichtlich täglich auf Plätzen zusammen, um Rockmusik zu hören, zu singen und zu tanzen. Andererseits zeigten die Bilder zerstörte Schulen und Krankenhäuser und die Opfer des Krieges. Von dem Leid und den Massakern, das die Serben im Kosovo anrichteten, erfuhr die serbische Bevölkerung indessen nichts.

Was dort während des Krieges wirklich geschah, blieb über Wochen weithin im Dunkeln. Aus Sicherheitsgründen zogen viele Redaktionen ihre Korrespondenten vor Ort ab. Andere, die wollten, durften die Region nicht aufsuchen, möglicherweise auch deshalb nicht, weil Milošević der Weltöffentlichkeit verheimlichen wollte, wie seine Truppen dort mit den Kosovo-Albanern umgingen.

So kam es, dass sich ganze Hundertschaften von westlichen Reportern an den Grenzen Jugoslawiens aufhielten, um dort Kosovo-Flüchtlinge nach ihrem Schicksal zu befragen. Häufig noch unter dem Schock der jüngsten Tage stehend, ausgehungert und übernächtigt, gaben die Geflüchteten bereitwillig Auskünfte. Ob die richtig oder falsch waren, ob dies Geschichten vom Hörensagen waren oder Selbsterlebtes oder beides, die Journalisten konnten es nicht prüfen und zuweilen, weil der Landessprache nicht mächtig, nicht einmal kontrollieren, ob der Dolmetscher richtig übersetzt hatte. Belgrad war eine propagandistische Quelle, aber auch die der Flüchtlinge, und das wissen wir heute, eine unsichere. Ein um die Wahrheit, ein um Objektivität bemühter Journalismus hätte dies stets zum Ausdruck bringen müssen, aber genau dies ist nicht oder nur in Einzelfällen geschehen.

Militärische Informationspolitik

Wenn ich mich jetzt ausführlich mit der Informationspolitik der NATO in Brüssel, Washington und Bonn kritisch auseinandersetze, dann nehme ich nicht Stellung zu der politischen Frage, ob die NATO-Bomben und -Raketen zu rechtfertigen waren oder nicht. Ich beschränke mich auf die Analyse der Berichterstattung darüber, sage aber eins vorweg: Im Gegensatz zur Autokratie in Belgrad ist die NATO ein militärischer und politischer Zusammenschluss demokratischer Staaten. Sie erheben den Anspruch auf Transparenz. Wir können sie deshalb nicht mit dem Regime Milošević auf eine Stufe stellen, sondern müssen eine andere Messlatte anlegen.

Ein Verteidigungspakt wie die NATO braucht, wenn er Krieg führt, ein Kriegsziel oder mehrere. Sie müssen so überzeugend dargestellt werden, dass die Truppe, aber vor allem die Bevölkerung, den Krieg für einen gerechten hält. Die NATO versuchte, ihre Bomben auf Jugoslawien mit dem Argument zu rechtfertigen, es handele sich um zweierlei: Bomben und Raketen sollten Milošević dazu zwingen, wieder an den Verhandlungstisch zurückzukehren, und sie sollten zweitens eine, wie es hieß, humanitäre Katastrophe im Kosovo verhindern.

Als am 24. März 1999 die ersten deutschen Tornado-Flugzeuge starteten und NATO-Raketen in Belgrad und Prishtina einschlugen, blendeten viele Medien in Deutschland und in anderen NATO-Staaten ein Problem völlig aus: Sie fragten nicht danach, ob ein Verteidigungsbündnis nach seinem Selbstverständnis überhaupt solche Kriegsziele als legitim ansehen darf. Verhandlungsunwillige Politiker und humanitäre Katastrophen gab es auch schon zuvor, beispielsweise in Afrika, in der Türkei, in Russland, in Israel. Was war das Neue, inwiefern war es gerechtfertigt, ohne ein Mandat des UN-Sicherheitsrats zu intervenieren? Durfte um der Menschenrechte willen gegen die Buchstaben des Völkerrechts verstoßen werden? Fragen, die fast keine Zeitung, keine Zeitschrift, keine Hörfunk- und Fernsehsendung aufgriff. Stattdessen übernahmen die meisten westlichen Journalisten in Brüssel, Washington, Bonn und in den anderen Hauptstädten des Verteidigungsbündnisses unkritisch eine Diktion und Argumentation, die nur eins zum Ziel hatte: die Rechtfertigung des NATO-Bombardements.

Der Sprachgebrauch, vorgegeben vom NATO-Pressesprecher Jamie Shea, lautete: Es handelt sich um einen „Militäreinsatz", um „Luftschläge" – peinlichst wurde das Wort „Krieg" vermieden, denn Krieg bedeutet Tote, Verwundete, zivile Opfer. Und von denen war in der Anfangsphase des Krieges überhaupt nicht die Rede. Die Tornados der Bundeswehr seien ohne Verluste zurückgekehrt, das erfuhren wir Tag für Tag, aber welche Opfer es gegeben hatte, erfuhren wir nicht.

In Brüssel und Washington führten die Militärs Videos vor, die belegen sollten: Unsere Raketen und Bomben treffen, und sie treffen, aufgenommen von den Bordkameras unserer Flugzeuge, ausschließlich militärische Ziele – Panzer, Kasernen, Munitionsdepots, also Material, keine Menschen. Sie trafen angeblich so genau, dass die jugoslawische Luftabwehr bereits nach 24 Stunden am Boden zerstört zu sein schien. Die Propagandisten in Brüssel – neudeutsch formuliert: die Informationsmanager – sorgten dafür, dass dieser Eindruck entstand, und anfangs gab es kaum Journalisten, die Zweifel anmeldeten. Anfangs gab es auch in Deutschland, von rühmlichen Ausnahmen abgesehen, kaum Journalisten, die den Krieg Krieg nannten. Sie verwendeten die Tarnvokabeln der NATO, statt sich um eine neutrale Wortwahl zu bemühen.

Kriegsberichterstattung als Medienthema

Ich war damals als Bundesvorsitzender des Deutschen Journalisten-Verbandes ein gefragter Interviewpartner, weil ich mich in einer Presseerklärung kritisch mit der Kriegsberichterstattung beschäftigt hatte. Dies hatte Folgen: ein Hörfunk-, Zeitungs- und Fernseh-Interview nach dem anderen, und selbst die Weltnachrichtenagenturen Reuters und Agence France Presse wollten von mir wissen, wie ich die Berichterstattung der deutschen Medien zum Kosovokrieg beurteilte.

Danach fragten mich auch Hörfunk- und Fernsehredaktionen der Deutschen Welle. Der Auslandsrundfunk bemühte sich also um eine faire Darstellung von publizistischen Kontroversen in der Bundesrepublik. Er informierte die Weltöffentlichkeit über Defizite in den deutschen Medien, und das ist ein besonderes Verdienst des Senders. Denn ähnlich wie in den Medien kamen in der Öffentlichkeit, sowohl bei Politikern als auch bei großen gesellschaftlichen Gruppen, Zweifel auf, ob der NATO-Einsatz gerechtfertigt und ob lange genug verhandelt worden war, bevor das Blutvergießen begann. Eine Frage, die wahrscheinlich nie mehr geklärt werden kann, die aber in den Medien hinreichend thematisiert wurde.

Dass 14 Tage nach Kriegsbeginn so ausführlich in Deutschland über die Kriegsberichterstattung diskutiert wurde, hing auch mit dem Eingeständnis der NATO in Brüssel zusammen, dass der Krieg aus der Luft so schnell doch nicht zu gewinnen sei. Zum anderen verloren die politisch-militärischen Informationsmanager, die anfänglich die Journalisten so erfolgreich in die psychologische Kriegsführung einbinden konnten, an Glaubwürdigkeit. Aus einer Höhe von 10.000 Metern landeten Raketen und Bomben auch dort, wo sie nicht landen sollten – in Krankenhäusern und Schulen, in Botschaften und am Stadtrand von Sofia –, und sie trafen sogar statt militärischer Einrichtungen Flüchtlingskonvois. In jedem Fall versuchte NATO-Sprecher Jamie Shea zunächst, dies ganz zu verheimlichen. Konfrontiert mit Informationen aus Belgrad und dem Kosovo, gab er schließlich zu, dass es beim Bombardement, so sein Ausdruck, „Kollateralschäden" gäbe. Manche Zeitungen rückten in ihrer Berichterstattung einen Kasten ein, um diesen Ausdruck zu erklären, andere übernahmen ihn gedankenlos, aber ein Eindruck blieb: Die NATO versuchte, im Militärjargon den sicherlich unbeabsichtigten Tod von Zivilisten zu verschleiern.

Mit anderen Worten: Tarnvokabeln wurden enttarnt. Aber es gab auch Meldungen aus Brüssel, die deutsche Medien vorbehaltlos übernahmen und sich später als propagandistische Gräuelmeldungen entpuppten. Zur psychologischen Kriegsführung gehört es seit dem Altertum, den Gegner zu dämonisieren. Kaum hatte das Bombardement begonnen, machte die Meldung die Runde, die Serben hätten mehrere Kosovo-Albaner der politischen und publizistischen Führungsschicht umgebracht – das machte Schlagzeilen, schürte die Emotionen gegenüber den Serben, rechtfertigte die Entscheidung der NATO, sich in Südjugoslawien einzumischen. Kurz nach dieser Nachricht meldeten sich die angeblich Getöteten zu Wort – ein Schlag ins Gesicht der NATO-Kreise, die diese Falschmeldung in die Welt gesetzt hatten. Ihre Quelle war das Kosovo-Informationszentrum in London, das von ausgewanderten Kosovo-Albanern betrieben wird. Doch während die Nachrichten über die Hinrichtungen weltweit Schlagzeilen machten, verschwand die Nachricht von den Lebenden auf den hinteren Seiten der Zeitungen. Dem liberalen „Guardian" in London, wo sich der angeblich hingerichtete „Koha Ditore"-Chefredakteur Baton Haxhiu gemeinsam mit dem britischen Außenminister Robin Cook in einer Pressekonferenz präsentierte, war dies nicht eine einzige Zeile wert.

Die Falschmeldung bedeutete nicht nur für die NATO, sondern auch für die Medien einen Verlust an Glaubwürdigkeit. Die nahm weiter dadurch ab, dass sich auch die NATO-Berichte über 20 Lehrer, die vor den Augen ihrer Schüler von Serben erschossen worden sein sollten, als falsch erwiesen. Deswegen bleibt der schwerwiegende Vorwurf an viele Journalisten, ganz gleich, ob sie zu diesem Zeitpunkt in Washington, Brüssel oder in der Heimatredaktion gearbeitet haben: Es fehlte allenthalben, von wenigen Ausnahmen abgesehen, an der Distanz zur Quelle. Was meine ich damit? Statt für bare Münze zu nehmen, was NATO-Kreise erklärten, hätte in einer distanzierenden Berichterstattung gesagt werden müssen, dass in NATO-Kreisen behauptet oder vermutet wird, dass sich dies oder jenes zugetragen habe.

Die Achtung vor der Wahrheit

Ziffer 1 des Pressekodexes des Deutschen Presserats lautet: „Die Achtung vor der Wahrheit, die Wahrung der Menschenwürde und die wahrhaftige Unterrichtung der Öffentlichkeit sind oberste Gebote der Presse." Ein wichtiges Gebot, ein richtiges Gebot, doch jeder Journalist, jede Journalistin, weiß auch: Es gibt immer nur ein Bemühen um Wahrheit. Wir rekonstruieren eine Wirklichkeit, die es so nicht gibt. Das gilt für Friedenszeiten, und das gilt erst recht für Zeiten des Krieges. Insofern ist der oft zitierte Satz, das erste Opfer jedes Krieges sei die Wahrheit, missverständlich, weil er unterstellt, dass wir ansonsten stets die Wahrheit erführen.

Der Kosovokrieg fand beim deutschen Publikum ein Interesse wie kein anderer Krieg in den letzten Jahrzehnten – verständlicherweise, denn durch die Beteiligung deutscher Soldaten war der sonst so ferne Balkan plötzlich ganz nahe gerückt. Die Medien, vor allem das Fernsehen, versuchten, den Hunger nach Informationen zu stillen. Die ARD und das ZDF boten in den ersten Tagen des Krieges eine Sondersendung nach der anderen an, und sie taten dies, obwohl sie keine eigenen Bilder vom Geschehen vor Ort besaßen. Die hohen Einschaltquoten verlockten die Programmverantwortlichen dazu, weiterhin an „Brennpunkten" und „Spezial"-Sendungen festzuhalten, als sie außer Interviews mit Flüchtlingen und Studiogästen kaum noch Neues zu bieten hatten. Viele dieser Sendungen bestanden aus einem wilden Hin- und Herschalten von einem Korrespondentenplatz zum anderen. Moderatoren erwiesen sich eher als Meister des Zappings denn als Vermittler von Hintergrundinformationen. An denen fehlte es zunächst fast völlig. Hinzu kam, dass das Fernsehen in Schallgeschwindigkeit den Journalisten keine Zeit zur kritischen Überprüfung ihrer Berichte ließ. Unter dem Aktualitäts- und Konkurrenzdruck litt die Sorgfaltspflicht. Die alte Regel „Be first, but first be right" wurde nicht mehr beachtet.

Gelegentlich verhielten sich sogar renommierte Journalisten unredlich. So begann Friedhelm Brebeck einen Beitrag mit den Worten: „Heute in Belgrad." Brebeck tat so, als ob er selbst in der jugoslawischen Hauptstadt sei. In Wirklichkeit war er seit über einem halben Jahr aus Belgrad ausgewiesen. Er kommentierte an diesem Tage aus dem ARD-Studio in Wien Bilder, die vorwiegend vom jugoslawischen Staatsfernsehen stammten.

Schwierigkeiten der Informationsbeschaffung

Den Eindruck, vor Ort dabei zu sein, möchten Korrespondenten natürlich immer beim Publikum erwecken. Sie sind ja auch häufig dabei, und dadurch gewinnen ihre Beiträge an Authentizität. Peter Sartorius hat für die „Süddeutsche Zeitung" über mehrere Balkan-Kriege berichtet und das ganze Dilemma der Kriegsreporter in der Januar-Ausgabe der Zeitschrift „Journalist" 1996 so beschrieben: „Ein Großteil der Arbeit besteht aus dem Herumirren in den Rauchschwaden von Schlachtfeldern, auf denen nur selten Exaktes, Verifizierbares zu erfahren ist. Ein Kriegsreporter setzt sich grundsätzlich einer doppelten Gefahr aus: Eben nicht nur jenem kaum zu umgehenden, nur schwer kalkulierbaren Restrisiko für Leib und Leben, sondern auch dieser ganz anderen Gefahr, nämlich erdrückt zu werden von Informationen, die im Ungewissen bleiben, überschwemmt zu werden von Halb- und Viertelwahrheiten, eingedeckt zu werden mit gezielter Desinformation und Propaganda" (Sartorius 1996).

Genau dies – die Schwierigkeiten bei der Informationsbeschaffung vor Ort und die propagandistische Einfärbung der Informationen durch die Informationsmanager in Belgrad, Brüssel, Washington und Bonn – haben viele deutsche Medien zu Beginn des Kosovokrieges dem Publikum verschwiegen. Fast alle standen anfangs auf der Seite der NATO, verteidigten deren Vorgehen, verbreiteten deren Erfolgsmeldungen. Sie verurteilten den „Schlächter Milošević" und sympathisierten mit der UÇK, die nachweislich nicht ausschließlich aus Friedensengeln besteht.

Gelegentlich ist mir entgegen gehalten worden: Ist es denn falsch, wenn Journalisten in Kriegszeiten Partei ergreifen und parteiisch berichten? Ist es denn so verwerflich, wenn sie sich hinter die Politik ihrer Regierung und hinter die Aktionen eines Verteidigungsbündnisses stellen, dem sie seit vielen Jahrzehnten Frieden und Sicherheit zu verdanken haben? Kann es nicht ein besonders ehrenwertes Motiv sein, wenn ich mich als Journalist, wissend, dass psychologische Kriegsführung ein Teil des Krieges ist, bewusst in den Dienst einer Kriegspartei stelle, um auf diese Weise dazu beizutragen, das Morden möglichst schnell zu beenden? Meine Antwort: Der Historiker Leopold von Ranke hat einmal gesagt, der Geschichtswissenschaftler müsse erforschen, wie es wirklich war, und in diesem Sinne muss es oberstes Gebot für Journalisten bleiben, darüber zu berichten, wie es wirklich ist. Parteinahme in

Kommentaren, das versteht sich von selbst; aber Parteinahme in der Berichterstattung ist ein Verstoß gegen das berufliche Ethos.

Meine kritischen Bemerkungen zur Berichterstattung deutscher Medien über den Kosovokrieg möchte ich beenden mit einem Blick auf die internationale Medienszene. Den erlaubt eine umfassende Analyse, die kürzlich das Internationale Presse-Institut in Wien unter dem Titel „The Kosovo News and Propaganda War" veröffentlicht hat (vgl. Goff 1999). Daraus geht klar hervor: Abgesehen von Griechenland haben die meisten Medien in allen NATO-Ländern mehr oder weniger offen einseitig die NATO-Positionen übernommen und in ihrer Berichterstattung keine Zweifel daran aufkommen lassen, dass die Schurken in Belgrad und die Helden in Brüssel sitzen. Das gegenteilige Bild vermittelten die Medien in Russland, in Indien und in China. Ich war vor einigen Monaten zu einer Vortragsreise in die baltischen Staaten eingeladen. Es ging um das Thema „Pressefreiheit in Deutschland". Dabei konzentrierte sich die Diskussion immer wieder auf die Frage, wie objektiv denn die deutschen Medien über den Kosovokrieg berichtet hätten. In Riga, Tallin und Vilnius kam von Diskussionsteilnehmern die Antwort: Wir glauben, über den Krieg weitaus besser informiert zu sein als die Deutschen, denn wir konnten immer zwei Versionen sehen – die russische im russischen Fernsehen und die NATO-Optik in westeuropäischen Fernsehprogrammen. Ich kann und möchte dem nicht widersprechen.

Lehren aus dem Kosovo

Wie sehen die Lehren aus, die aus der Kosovo-Kriegsberichterstattung zu ziehen sind? Selbstverständlich gilt auch weiterhin die Forderung des Pressekodexes des Deutschen Presserats, dass es auch in Kriegszeiten um eine wahrhaftige Berichterstattung geht. Mehr Sensibilität für krisenhafte Zuspitzungen im Ausland ist von den Heimatredaktionen zu verlangen. Nachrichtenagenturen steigen häufig erst dann ein, wenn es brennt. Zeitungs- und Zeitschriften-, Hörfunk- und Fernsehredaktionen sollten ihre Auslandskorrespondenten auch als ein Frühwarnsystem begreifen, sollten ihre Agenturgläubigkeit ablegen und ihren Mitarbeiterinnen und Mitarbeitern vor Ort mehr als bisher Gelegenheit geben, Hintergründe im Vorfeld eines Krieges auszuleuchten. Dies ist leichter gesagt als getan, weil sich viele Redaktionen gar keine ständigen Auslandsberichterstatter außerhalb der Hauptstädte von Großmächten leisten. In eindrucksvoller Weise hat Simone Richter in ihrer Studie „Journalisten zwischen den Fronten" (1999) belegt, wie unvorbereitet häufig Reporter an die Front geschickt werden. Ihnen fehlen bei ihrem Einsatz, weil sie nicht als ständige Korrespondenten vor Ort sind, elementare geographische, politische und häufig sogar sprachliche Grundkenntnisse. Entsprechend oberflächlich, ungenau und spekulativ sieht denn auch ihre Berichterstattung aus.

Journalisten sollten sich nicht, dies ist eine weitere Forderung, für die Interessen der am Krieg Beteiligten missbrauchen lassen. Dazu gehört der Mut, sich von verharmlosenden oder emotionalisierenden Vokabeln der Politiker und der Militärs zu trennen.

Dazu gehört, in der Sprache eine Distanz zu den Informationsquellen zu erkennen zu geben. Dazu gehört das Eingeständnis gegenüber dem Publikum, dass es sich um Informationen handelt, die nur mit großem Vorbehalt weitergegeben werden, weil ihr Wahrheitsgehalt nicht geprüft werden konnte. Und dazu gehört schließlich gegebenenfalls auch der klare Hinweis, dass es sich um zensiertes Material handelt.

Journalisten sollen keine Kriege gewinnen, sie sollen darüber berichten, auch und gerade über seine Schrecken und seine Opfer auf beiden Seiten. Journalisten sollten sich auch, wie es zu Beginn des Kosovokrieges häufig geschah, davor hüten, Waffensysteme zu glorifizieren. Die Tarnkappenbomber sind eben, wie sich gezeigt hatte, keine Wunderwaffe, die innerhalb von wenigen Tagen eine „humanitäre Katastrophe" abwenden können.

Informationen mit Fragezeichen zu versehen, das ist im Normalfall nicht Sache der Journalisten, die eigentlich so lange recherchieren sollten, bis sich der Kern einer Nachrichten als richtig erwiesen hat. Das gebietet die Sorgfaltspflicht. Im Krieg aber ist alles anders, sind die Recherchemöglichkeiten eingeschränkt. Deshalb sollten die Journalisten, abweichend vom Alltagsverhalten, immer wieder betonen, wie unsicher die Quellenlage ist, wie widersprüchlich die Informationen sind und wie propagandistisch gefärbt sie sein können. Nur dann, wenn Journalisten den Lesern, Hörern und Zuschauern gegenüber eingestehen, dass sie nicht viel mehr wissen als die Informationsmanager an Wissen, Halbwissen und Desinformationen verbreiten, kann die Kriegsberichterstattung das Maß an Glaubwürdigkeit erreichen, das sie verdient. Lügen haben, wie der Volksmund sagt, kurze Beine – das hat die Berichterstattung über den Kosovokrieg nach meinem Eindruck hinlänglich belegt.

Literatur

Goff, Peter (ed.) (1999): The Kosovo News and Propaganda War. Wien.
Richter, Simone (1999): Journalisten zwischen den Fronten. Kriegsberichterstattung am Beispiel Jugoslawien. Opladen.
Sartorius, Peter (1996): Grenzen der Profession. In: Journalist, 46. Jahrgang, Nr. 1, S. 15–16.

Michael Rediske

Schutzlos in der Schusslinie?

Warum der Schutz von Kriegsreportern und einheimischen Journalisten in Krisengebieten so schwierig und so wichtig ist

Es war im Mai vergangenen Jahres, mitten im Bürgerkrieg von Sierra Leone. Kurt Schork, einer der Erfahrensten unter den Krisenreportern von „Reuters", fuhr mit seinem Team aus der Hauptstadt Freetown ein Stück hinaus. In der Ferne wurde geschossen, aber Regierungssoldaten boten an, sein Team ein Stück näher an die Kämpfe zu begleiten. Die Dschungelstraße vor ihnen sei sicher, die Rebellen würden gerade zurückgedrängt. Auf der Suche nach aktuellen Bildern nahmen sie das Angebot an, ebenso ein Team der „Associated Press Television News" (APTN). Doch nach ein paar Kilometern gerieten sie in einen Hinterhalt. Schork und der APTN-Kameramann Miguel Gil Moreno, ebenso zwei Regierungssoldaten, starben bei dem folgenden Schusswechsel (vgl. Maass 2000).

September 1994, nach den Massakern von Ruanda, ein paar tausend Kilometer weiter östlich. Um Goma, die Stadt an der Grenze zwischen Ruanda und Zaire, kampiert fast eine Million Flüchtlinge. Familien, Frauen, Kinder – aber auch die geschlagenen extremistischen Hutu-Milizen, die für den Völkermord verantwortlich waren. Die internationale Presse sehen sie als ihre Feinde an, denn die Sympathie der Weltöffentlichkeit liegt bei ihren Opfern, den Tutsi. Zwei junge kenianische Kameraleute, sie arbeiten als Freelancer für eine TV-Agentur ihres Landes, machen sich an einem Morgen zu den Lagern vor der Stadt auf, „um den Sonnenaufgang hinter den Zelten der Flüchtlinge zu filmen", wie sie später erzählen. Kaum haben sie ihre Ausrüstung ausgepackt, werden sie auch schon von bewaffneten Hutu-Milizen umringt, und die Menge beschimpft sie als „Spione". Nach langen Diskussionen und Unschuldsbeteuerungen glaubt man den beiden Afrikanern, dass sie keine feindlichen Tutsi sind; knapp entgehen sie dem Lynchmord.

„Reporter ohne Grenzen", einer internationalen Menschenrechtsorganisation zur Verteidigung der Pressefreiheit, wird immer wieder die Frage gestellt: Ist es für Krisenreporter gefährlicher geworden? Doch so lässt sie sich nicht beantworten.

Schork und Moreno, die beiden erfahrenen Reporter, sind tot. Die naiven jungen Kameraleute haben überlebt. Wer von ihnen war das größere Risiko eingegangen? Kaum zu sagen, was über Leben und Tod entschieden hat. Der Zufall, das Glück? Umso wichtiger ist es, das Risiko ingesamt so gering wie möglich zu halten. Und dazu können und müssen alle beitragen: die Journalisten selbst, die Medienunternehmen als ihre Auftraggeber, die Regierungen – und auch Nichtregierungsorganisationen.

Statistiken getöteter Reporter

Fest steht: Noch nie in der Geschichte des Journalismus sind so viele Angriffe auf Journalisten, so viele gezielte Morde an Journalisten und auch so viele bei Kriegshandlungen umgekommene Berichterstatter gezählt worden wie im abgelaufenen Jahrzehnt. Nach der Zählung von „Reporter ohne Grenzen" mindestens 600 Tote in zehn Jahren – diejenigen nicht mitgezählt, bei denen nicht eindeutig geklärt werden konnte, ob sie in ihrer Eigenschaft als Journalisten oder aus anderen Motiven umgebracht wurden. Die Zahlen schwanken jährlich etwa zwischen 30 und 100 Opfern.

Doch was sagen diese Statistiken? Sind nicht auch viel mehr Krisenreporter in aller Welt unterwegs als vor zwanzig Jahren? Die Zahl bewaffneter Konflikte hat immens zugenommen, gerade im Zuge der Auflösung der Blöcke und ihrer Einflusszonen in Südosteuropa, im Kaukasus, in Afrika und Asien. Und zu jedem bewaffneten Konflikt strömt heute ein immer größer werdendes Rudel von Berichterstattern, Kameraleuten, ihrerseits oft angewiesen auf die Dienste einer stattlichen Anzahl von „Stringern" – einheimischen Journalisten, Dolmetschern, Fahrern. „Bosnien haben wir gewöhnlich mit zwei Korrespondenten abgedeckt", erinnert sich der frühere BBC-Korrespondent und heutige Unterhaus-Abgeordnete Martin Bell, „im Kosovo waren es, wie ich gehört habe, bis zu 19 zur gleichen Zeit" (zitiert nach Freedom Forum/OSCE 1999).

Wie viele Reporter jedes Jahr in den Krisengebieten dieser Welt unterwegs sind, wird sich wohl kaum feststellen lassen. Und so gibt es auch keine Statistik darüber, ob sich mit der Zahl der weltweit getöteten Journalisten das individuelle Risiko für jeden einzelnen erhöht hat. Dennoch, einiges spricht dafür – jedenfalls für einige Gruppen von Journalisten und in ganz bestimmten Arten von Konflikten.

Man kann es nicht oft genug sagen: Am stärksten gefährdet sind gewöhnlich nicht diejenigen, die sich als Krisenreporter verstehen und die von westeuropäischen oder nordamerikanischen Medien entsandt werden. 80 bis 90 Prozent der getöteten Journalisten sind vielmehr einheimische Berichterstatter. Sie recherchierten, schrieben oder fotografierten in ihrem eigenen Land: über Korruption in der Ukraine, organisiertes Verbrechen in Kolumbien, die Militärs in Guatemala, die islamistischen Terrorgruppen in Algerien. Sie genießen nicht den Schutz westlicher Botschaften, und ihren Tod meinen die jeweiligen Machthaber leicht vertuschen zu können. Und sie haben es oft schwer, ihr Land, wenn es dringend ist, rechtzeitig zu verlassen. Werden sie bedroht, haben sie weder Visum noch Geld, um das nächste Flugzeug zu besteigen. Um sich vorübergehend aus der Schusslinie zu begeben, bedarf es dann schon der Hilfe von außen – beispielsweise von „Reporter ohne Grenzen".

So erhielt etwa der bekannte tadschikische Journalist Dododjon Atovulloev, der im Moskauer Exil erfährt, dass ein Todeskommando aus seiner Heimat hinter ihm her ist, rasch ein Einreisevisum für Deutschland – so geschehen im November 2000. Die nicht ganz einfache Kommunikation zwischen der Hilfsorganisation und dem Bedrohten vor Ort hat übrigens ARD-Korrespondent Thomas Roth besorgt, wie überhaupt eine Reihe deutscher Auslandskorrespondenten wichtige ehrenamtliche Helfer vor Ort sind.

Lebensgefahren für Berichterstatter

In virulenten Bürgerkriegen allerdings kann auch eine Organisation wie „Reporter ohne Grenzen" nur wenig für den Schutz der Berufskollegen tun. In Kolumbien wurden im Laufe der letzten zehn Jahre über 60 Journalisten umgebracht, viele andere sind unter Druck zum Schweigen gebracht worden über die Verflechtungen von Drogenkartellen, Militärs, Paramilitärs und Guerillagruppen. In fünf Jahren schmutzigem Krieg zwischen algerischen Militärs und islamistischen Terrorgruppen sind mehr als 60 Journalisten ermordet worden, der vier Wochen während Völkermord in Ruanda kostete den halben Berufsstand des Landes – mindestens 48 Journalisten – das Leben.

Diese Beispiele zeigen auch schon, was für ausländische Krisenreporter die Gefahr erhöht hat: An den meisten bewaffneten Konflikten sind heute irreguläre Truppen oder Banden beteiligt, bei nicht wenigen von ihnen kann an eine staatliche Autorität, die sich auf die Genfer Konvention verpflichtet hat, *de facto* gar nicht mehr appelliert werden. Somalia und Sierra Leone, wo jeweils Journalisten von marodierenden Kämpfern umgebracht wurden, sind nur die markantesten Beispiele. In solchen Bürgerkriegen stehen nicht mehr Supermächte Pate, die während des Kalten Krieges ein Interesse daran hatten, Konflikte in ihrer Einflusszone nicht außer Kontrolle geraten zu lassen. Heute werden diese Bürgerkriege mehr als je zuvor ideologisch von nationalistischen und religiösen Wahnphantasien gestützt, die für eine unabhängige Berichterstattung, für die positive und zivilisierende Funktion von Weltöffentlichkeit keinen Begriff haben – und damit auch nicht für die Unantastbarkeit internationaler Berichterstatter.

Gewiss, die Staatengemeinschaft hat in den vergangenen Jahren Fortschritte gemacht, die hoffentlich einigen Menschenrechtsgarantien mehr universelle Gültigkeit verschaffen werden: das Abkommen zu einem Internationalen Strafgerichtshof, die Verfahren vor dem Haager Kriegsverbrechertribunal und die Verhaftung von Pinochet in London haben Diktatoren und anderen Menschenverächtern zumindest ihre Sorglosigkeit genommen. Ob die Wirkung von Dauer ist, wird sich noch erweisen müssen.

Doch für Krisenreporter hat die Gefahr erst einmal dort zugenommen, wo die Gefahr für ihr Leben nicht von Regierungen ausgeht, die zumindest in internationale wirtschaftliche Zwänge eingebunden sind, sondern von irregulären Kriegsparteien oder organisierter Kriminalität. Kolumbien steht als Beispiel für ein Land, wo beides sogar eine in Jahrzehnten gewachsene Einheit bildet. Weder Guerilla noch Paramilitärs könnten ohne die Einkünfte aus dem Drogenhandel – direkt oder auf dem Umweg über „Schutzgelder" – über so lange Zeit und so ungeniert Gewalt ausüben.

Die Zahl der Krisenregionen ist gewachsen, wo Berichterstatter nicht mehr nur „zwischen die Fronten" geraten oder in Begleitung einer der Konfliktparteien in eine gefährliche Lage kommen, sondern bewusst zum Ziel von Angriffen gemacht werden – damit bestimmte Diskussionen und Meinungen nicht mehr den Weg in die nationale Öffentlichkeit finden (wie in Algerien), damit unerwünschte ausländische Beobachter gezwungen werden, das Land zu verlassen (wie im vergangenen Jahr in Osttimor) oder damit sich niemand mehr traut, Recherchen über Korruption im Staatsapparat und organisiertes Verbrechen anzustellen.

Journalisten als Zielscheibe

Hinzugekommen ist in den vergangenen Jahren eine neue Art von Gewalt gegen Journalisten: In Tschetschenien und Kolumbien haben Guerillagruppen begonnen, systematisch Journalisten zu entführen. In manchen Fällen dienen solche Geiselnahmen der Geldbeschaffung, in anderen Fällen sollen Medien dadurch erpresst werden, Erklärungen oder Manifeste der Entführer zu verbreiten. Auf der philippinischen Insel Jolo sind von dieser skrupellosen Praxis zum ersten Mal auch ausländische Berichterstatter betroffen gewesen, darunter der „Spiegel"-Korrespondent Andreas Lorenz, der von den Abu-Sayyaf-Rebellen mitten in der Inselhauptstadt in eine Falle gelockt wurde: Angeblich sollte ihm Material über die im Urwald festgehaltenen deutschen Geiseln übergeben werden.

Dieser Fall hat in Deutschland eine Kontroverse unter Medienwissenschaftlern und Journalisten ausgelöst. Dem „Spiegel"-Reporter und anderen wurde vorgeworfen, sie hätten geglaubt, „mal wieder bei einer Geiselnahme in der ersten Reihe sein zu müssen". Dort aber hätten „Journalisten nichts zu suchen" (Weischenberg 2000). Lorenz verteidigte sich überzeugend selbst: „Während des Jolo-Dramas war es richtig, Öffentlichkeit herzustellen. Die Erfahrung in Tschetschenien, in Kolumbien, im Jemen und anderswo hat gezeigt, dass Geiseln leicht in Vergessenheit geraten können. Eine in Vergessenheit geratene Geisel jedoch ist so gut wie tot" (Lorenz 2000).

Als Lorenz in Geiselhaft war und jeder wusste, dass die Verhandlungen um seine Freilassung gegen ein Lösegeld in vollem Gange waren, versuchte dann noch einmal eine Journalistengruppe, zu den entführten Touristen auf Jolo zu gelangen – darunter ein französisches Fernsehteam. Dass auch sie für Wochen festgehalten wurden, während sich an den Lösegeldern, wie wir heute wissen, nicht nur die Guerilla, sondern auch staatliche Stellen und Vermittler bereicherten, ist ein Verbrechen – Menschenrechtsorganisationen und Journalistenvereinigungen haben heftig dagegen protestiert und die französische Regierung gedrängt, alles für ihre Freilassung zu tun. Dennoch müssen sich Journalisten und ihre Berufsverbände die Frage stellen, ob es bei diesem letzten Versuch, die Geiseln aufzusuchen, wirklich noch um die Freiheit und die Notwendigkeit zu informieren ging. Die Geiseln waren zu dieser Zeit weltweit auf allen Nachrichtenkanälen, ihre Versorgung gesichert, die Vermittler arbeiteten auf Hochtouren. Ganz klar: Es ging um die Story. Wer schafft es noch einmal, mit frischen Bildern und Interviews heil aus dem Dschungellager zurückzukehren? Und dafür nahmen es diese Journalisten in Kauf, die Weltöffentlichkeit, die Diplomatie ihrer Heimatregierungen noch ein paar Wochen länger auf Trab zu halten und mit den fälligen Lösegeldern das mafiöse System auf den Philippinen weiter zu füttern.

Journalistische Ethik

Wie weit dürfen Krisenreporter gehen? Wo dient ihre Arbeit der Information – und ihre Anwesenheit in manchen Fällen auch der Deeskalation – und wo lassen sie sich manipulieren? Wo beeinflussen sie den Konflikt vor Ort in einer Weise, die mit journalistischer Ethik nicht mehr in Einklang zu bringen ist?

Die Geiselnahmen von Journalisten auf Jolo und die anschließende Diskussion darüber unter den Berufskollegen haben auch noch einmal darauf aufmerksam gemacht, wie die zunehmende – und manchmal schon gnadenlose – Konkurrenzsituation die Gefahren verschärft. Am Beginn steht die rasante Entwicklung des kommerziellen und besonders des Satellitenfernsehens. Die Quote bestimmt die Spotpreise (und in Deutschland mittlerweile auch die Legitimität der Rundfunkgebühren – jedenfalls im Bewusstsein der Sendeverantwortlichen). Seit wir den Beginn des Golfkrieges auf CNN in „real time" erlebt haben und Satellitenschüsseln im Geländewagen an jeden Kriegsschauplatz transportiert werden, heißt die Anforderung nicht mehr nur: Bilder aus dem Krisengebiet müssen es sein – sondern auch: möglichst häufig live dabei sein. Wer die „action" verpasst, verliert im Kampf der Wettbewerber.

Das gilt natürlich weiterhin stärker für die Teams der internationalen Fernsehagenturen als für die festen Korrespondenten von ARD oder ZDF. Es gilt noch stärker für die vielen freien Kameraleute, die ihr Material an Agenturen verkaufen. Wollen sie verdienen, dann müssen sie noch näher dran sein – immer dort, wo vielleicht etwas los sein könnte und wo oftmals die Gefahr nicht abzuschätzen ist. Gerade hier versuchen nicht wenige junge Leute, zum ersten Mal richtig ins Geschäft zu kommen.

Richtlinien für den Schutz von Leib und Leben der Reporter

Nachdem Schork von „Reuters" und der APTN-Mann Moreno in Sierra Leone getötet worden waren, setzten sich zum ersten Mal Vertreter großer Fernsehnachrichtenagenturen gemeinsam an einen Tisch, um darüber nachzudenken, wie sich das Risiko für die miteinander konkurrierenden Krisenreporter verringern lässt. Daraus entstand ein Papier mit „Safety Guidelines", das neben „Reuters" und APTN auch die BBC, CNN und ITN unterzeichneten und im November 2000 veröffentlichten.

Zum ersten Mal verpflichten sich darin die bedeutendsten englischsprachigen Informationssender und TV-Agenturen, durch eine „bisher nicht existierende Kooperation unter Konkurrenten der Rundfunknachrichtenindustrie alle Journalisten – Angestellte wie Freischaffende – zu schützen, die unter gefährlichen Bedingungen arbeiten". Sie gehen davon aus, dass der Konkurrenzdruck dort ausgeschaltet werden muss, wo die Sicherheit der Journalisten berührt ist („We have … all agreed that safety can never be a competitive issue.").

Die dann folgenden Richtlinien der „Broadcast Security Group" enthalten vieles, was Journalistenorganisationen schon lange fordern und was bislang der Initiative einzelner Medienunternehmen überlassen blieb:

- die Verantwortung der Medienunternehmen auch für ihre „Freelancer" – bislang eher das Gegenteil einer Selbstverständlichkeit. Sie sollen genauso wie die festen Redakteure davon abgehalten werden, „nicht zu verantwortende Risiken" einzugehen. Aufträge in Krisen- und Kriegsgebieten sollen nur freiwillig und an erfahrene Journalisten oder solche vergeben werden, die „unter deren direkter Aufsicht" arbeiten.
- Arbeit- oder Auftraggeber müssen – ebenfalls für freie Mitarbeiter – eine geeignete Sicherheitsausrüstung zur Verfügung stellen, kugelsichere Westen und gepanzerte Fahrzeuge eingeschlossen.
- Das gleiche gilt für Lebens- und Unfallversicherungen und vertrauliche psychologische Beratung nach der Rückkehr, falls gewünscht.
- Auftraggeber sollen Sicherheitstrainings zur Pflicht machen.

Gemeinsam wollen die Unterzeichner eine Datenbank mit Informationen über Sicherheit anlegen, einschließlich tagesaktueller Einschätzungen der Sicherheitslage in Krisengebieten.

Auch wenn diese Richtlinien noch recht allgemein klingen: Kommt es wirklich dazu, dass die weltweit operierenden Nachrichtensender und -agenturen sich daran halten und auch die notwendigen Ressourcen zur Verfügung stellen, dann ist das ein großer Schritt vorwärts. Grundlegend scheint dabei, dass die Unternehmen tatsächlich kontinuierlich und aktuell kooperieren: der Austausch von Informationen und das *gentlemen's agreement*, dass bei schlechter Sicherheitslage eben alle auf die eigene Story verzichten – und dann auch kein fremdes Material von Außenseitern ankaufen, die sich an die Abmachung nicht halten.

Die andere Selbstverpflichtung, deren Bedeutung nicht hoch genug eingeschätzt werden kann, ist die unbedingte Einbeziehung der Freelancer: Gemeinsame Mindeststandards setzen dem Kampf um das preisgünstigste Filmmaterial aus Krisengebieten eine Schranke. Diesen Preis müssen die Medienunternehmen zahlen, wenn sie sich ihrer Verantwortung für alle Mitarbeiter stellen wollen, die bei dieser Arbeit ihr Leben riskieren. Gerade Sicherheitstrainings, die schon in verschiedenen Ländern angeboten werden, sind nicht billig. In etwa fünf Tagen wird dort eine Vielzahl von Fertigkeiten gelernt – das Erkennen von Schusswaffen an Geräuschen, das Verhalten an Straßensperren irregulärer Truppen, erste Hilfe für Minenopfer, Verhalten im Fall einer Entführung etc. Hier müsste vor allem ein Weg gefunden werden, über einen gemeinsamen Fonds auch Freelancern und Mitarbeitern kleiner Medien die Teilnahme möglich zu machen.

Es liegt an den Verlagen, Rundfunkanstalten und Agenturen, die Rahmenbedingungen zu schaffen. Die Entscheidung aber, welches Risiko im konkreten Fall eingegangen werden darf, kann nur beim Reporter oder der Reporterin vor Ort liegen. Nur sie können die Situation, die sich möglicherweise von Stunde zu Stunde verändert, angemessen einschätzen. Erfahrene Reporter nutzen dabei alle Möglichkeiten des Schutzes – nicht zuletzt die Bildung von so genannten Pools bei Fahrten in unsichere

Gebiete. Aber sie brauchen dabei die bedingungslose Rückendeckung ihrer Auftraggeber, um in einer Gefahrensituation auch einmal Nein sagen zu können.

Im Sommer 2001 haben neun weitere Sender (aus Australien, Frankreich, Kanada, Neuseeland, den Niederlanden, Norwegen und die drei großen Networks aus den USA) die Richtlinien unterzeichnet. Die Praxis muss erweisen, ob durch diese Selbstverpflichtungen der Konkurrenzdruck gemindert werden kann und ob die Mindeststandards sich auch in anderen Sprachzonen durchsetzen – ob beispielsweise auch die deutschen Rundfunkanstalten und Agenturen sich den Vereinbarungen anschließen.

Internationaler Druck auf Gewaltregimes

Neben der Selbstregulierung durch die Medienbranche bleibt aber auch für die Regierungen noch einiges zu tun. Journalisten haben nach dem humanitären Völkerrecht keine andere Stellung als sonstige Zivilpersonen und genießen keinen besonderen Schutz. Daran etwas zu verändern, ist nicht nur illusorisch, sondern würde auch den allermeisten Journalisten in Krisenregionen nichts nützen, weil es sich in immer weniger Fällen um Kriege zwischen Staaten nach der Definition der Genfer Konventionen handelt.

Auch der Vorschlag, Journalisten mit einem Symbol (analog dem Roten Kreuz) auszustatten, das sie für alle Konfliktparteien als neutrale Beobachter kennzeichnen soll, führt nicht viel weiter. Denn nur sehr wenige Journalisten werden deshalb getötet, weil man sie nicht als Berichterstatter erkannt hat. Umgekehrt könnte eine Kennzeichnung die Gefahr sogar erhöhen, dort wo Reporter bewusst zu militärischen Zielen erklärt werden. In jedem Fall müsste sie also freiwillig bleiben, will man Krisenreporter nicht noch zusätzlichen Gefahren aussetzen. Darüber hinaus ist kaum zu sehen, wer solche Schilder und nach welchen Kriterien ausgeben könnte. Die Gefahr der Einmischung staatlicher Instanzen, die oft Kriegspartei sind, ist dabei nicht zu übersehen.

Viel wichtiger ist es, die Mörder von Journalisten konsequent zu verfolgen. Die faktische „Straflosigkeit" – mehr als 90 Prozent dieser Taten bleiben ungeahndet – ermutigt immer noch dazu, Journalisten mit Gewalt zum Schweigen zu bringen. Im vergangenen November hat eine vom Medienbeauftragten der Organisation für Sicherheit und Zusammenarbeit in Europa (OSZE) initiierte Konferenz staatlicher und nichtstaatlicher Organisationen zur Gefährdung von Journalisten eine „Berliner Erklärung" verabschiedet, die empfiehlt, dass dieses Thema in die Debatte um den Internationalen Strafgerichtshof eingebracht wird und dass Regierungen bei der Verfolgung von Journalistenmördern künftig stärker kooperieren.

Da allerdings ein Großteil der Gewalt gegen Journalisten heute von Regierungen ausgeht – in über 100 Staaten der Welt steht es schlecht um die Pressefreiheit –, wird die Hoffnung auf Kooperation nicht reichen. Vorläufig bedarf es starken internationalen Drucks auf diejenigen Regierungen, die aus Desinteresse oder aus Eigeninteresse nichts tun, um Morde an Journalisten aufzuklären.

Die Anwesenheit von ausländischen Journalisten in Gebieten, wo die Menschenrechte systematisch verletzt werden, und die unbehinderte Arbeit einheimischer Journalisten ist oft eines der wenigen Mittel, um die Zivilbevölkerung und ihre Freiheiten zu schützen. Auch deshalb muss alles Erdenkliche für den Schutz dieser Journalistinnen und Journalisten getan werden.

Literatur

Freedom Forum/OSCE (1999): Protecting Journalists in Conflict Areas. London.

Lorenz, Andreas (2000): Angst im Nacken. Geiseldrama auf Jolo. In: Journalist, 50. Jahrg., Nr. 10, S. 26–27.

Maass, Peter (2000): Tödlicher Wettbewerb. In: message, Nr. 4/2000.

Weischenberg, Siegfried (2000): Grenzen. Journalistische Verfehlungen. In: Journalist, 50. Jahrg., Nr. 7, S. 7.

Verica Spasovska

Friedensberichterstattung

Wie Berichte vom Krieg Brücken bauen können

„Es wird nie so viel gelogen wie vor der Wahl, nach der Jagd und während des Krieges": Otto von Bismarcks Worte haben nichts von ihrer Aktualität eingebüßt. Zwar haben seitdem die elektronischen Medien die Welt in ein globales Dorf verwandelt. Liveschaltungen von Krisenregionen sind von überall auf der Welt per Satellit möglich. Die Bombardierung von Sarajevo wurde während des Krieges in Bosnien-Herzegowina (1992–1995) wochenlang täglich mit Livebildern vom Kriegsschauplatz in die Wohnzimmer der westlichen Öffentlichkeit übertragen. Reporter analysierten und kommentierten die Angriffe auf die Zivilbevölkerung oft nur Minuten nach dem Ereignis. Die Fernsehbilder schufen den Eindruck, dass Kriegsgeschehen fast in Echtzeit übertragen werden kann.

Doch ist der Zuschauer in den deregulierten und liberalisierten Medienmärkten der Welt deshalb grundsätzlich besser und umfassender über die Vorgänge in Krisen- und Kriegsgebieten informiert? Wohl kaum. Denn seit Bismarck hat sich an einem Tatbestand grundsätzlich nichts geändert: Alle Beteiligten an einem Krieg haben ein vitales Interesse daran, dass jeweils diejenigen Informationen, die für sie von Bedeutung sind, an die Öffentlichkeit gelangen. Entsprechend werden Informationen verkürzt weitergegeben, geschönt, dramatisiert oder einfach unterschlagen.

Medienpolitische Reflexionen

Gerade der Kosovo-Krieg war ein Paradebeispiel für die geschickte Medienpolitik der NATO auf der einen Seite und die massive Propaganda des totalitären Regimes des damaligen jugoslawischen Präsidenten Milošević auf der anderen. Die NATO bemühte sich mit ihrer ausgiebigen Medienpräsenz in den am Kriegseinsatz beteiligten Ländern, eine möglichst große Akzeptanz für die Militärintervention gegen Serbien zu schaffen. Dabei kam es durchaus zu Übertreibungen oder Falschmeldungen. Meldungen aus albanischen Quellen über ein angebliches Konzentrationslager im Sportstadion von Prishtina (Priština) stellten sich bald als glatte Lüge heraus. Ein solches Lager hat es nie gegeben. Doch kurzfristig unterstützten sie auf Seite der NATO die Rechtfertigung für das militärische Vorgehen gegen Serbien. Nach dem Ende des Krieges korrigierte aber das Zweite Deutsche Fernsehen in einem kritischen Rückblick auf die Berichterstattung über den Kosovo-Krieg diese Falschinformation.

Zwei Jahre später löste die Reportage „Es begann mit einer Lüge – Deutschlands Weg in den Kosovokrieg" (in der ARD erstmals im Februar 2001 gesendet) eine heftige Kontroverse über die Berichterstattung vor und während des Kosovo-Krieges aus. Politologen, Journalisten und Politiker diskutierten ausgiebig über die Frage, ob die Medien von westlicher Militärpropaganda instrumentalisiert worden waren, um den NATO-Einsatz gegen Serbien zu rechtfertigen. Denn die provokante These der Autoren des Films beinhaltete den Vorwurf, die für den Einsatz verantwortlichen Politiker hätten ungeprüft Falschmeldungen übernommen, etwa über einen angeblichen Massenmord an angeblichen Zivilisten in Reçak (Račak). In Wirklichkeit habe es sich um Anhänger der UÇK (Kosovo-Befreiungsarmee) gehandelt, die Opfer einer Schießerei mit serbischen Sicherheitskräften geworden waren.

Diese selbstkritische Aufarbeitung in den westlichen Medien unterscheidet die Kriegsberichterstattung im Westen von der Informationspolitik des totalitären Systems des Präsidenten Milošević. Sein Propaganda-Apparat arbeitete während des Krieges auf Hochtouren. Die elektronischen Medien berichteten mit keinem Wort über die massenhafte Vertreibungen der albanischen Zivilbevölkerung durch serbische Polizei und paramilitärische Einheiten. Lediglich vom Einsatz gegen albanische „Terroristen" war die Rede. Auch nach dem Krieg gab es in den staatlich gelenkten Medien des Milošević-Regimes keine selbstkritische Diskussion über die Verbreitung von Desinformationen.

Zwei Beispiele, die zeigen, dass die Möglichkeiten der elektronischen Medien, über einen Krieg zu berichten, zwar größer geworden, aber die Mittel, Kriegspropaganda zu betreiben, damit nicht automatisch kleiner geworden sind.

Wahrheitssuche

Die Wahrheit zu finden ist für den Journalisten, der zuverlässige Informationen recherchieren, bewerten und auswählen muss, heute ebenso wie früher ein schwieriges Unterfangen. Will er aber mit seiner Berichterstattung zum Frieden beitragen, dann steht er moralisch in der Verantwortung, der Wahrheit so nahe wie möglich zu kommen. Dies wird heute durch das Internet noch erschwert. Im Krieg in Bosnien-Herzegowina spielte das World Wide Web bei weitem keine so wichtige Rolle als Informationsmedium wie nur wenige Jahre später im Kosovo-Krieg. Hier stellte es die Journalisten vor die Herausforderung, aus der Informationsflut das Wesentliche, das Berichtenswerte herauszufiltern und vor allem die Quellen gründlich zu prüfen. Im Kosovo-Krieg bot das Internet eine Plethora an zensierten und unzensierten Informationen. Per Suchmaschinen stieß man auf Propaganda und Gegenpropaganda, auf strategische Analysen und auf Berichte des staatlich kontrollierten serbischen Radio-Senders B92. Aber auch auf Meldungen des unabhängigen Senders B2-92, der nach dem Verbot der Ausstrahlung nur noch im Internet unzensiert auftrat. Im Internet präsentierten sich die NATO und das Weiße Haus mit Militärkarten, historischen Rückblicken und

Ansprachen von Präsident Clinton. Die Bundeswehr rechtfertigte auf ihrer Homepage die deutsche Beteiligung an der Militäraktion.

Aggressiv in der Aufmachung stellten sich die jugoslawischen Behörden dar. Mit Fotos und Dokumentationen versuchte das jugoslawische Informationsministerium die „Eskalation des albanischen Terrorismus im Kosovo" zu belegen, während die Kosovo-Albaner im Internet von der Vertreibung und den Zerstörungen durch serbische Paramilitärs berichteten. Über die humanitären Folgen des Konflikts informierten die Ärzte-Hilfsorganisation „Médecins sans Frontières" und die Menschenrechtsvereinigung „Human Rights Watch" sowie das Flüchtlingshilfswerk der Vereinten Nationen. Auf den Websites von CNN und BBC beteiligten sich Tausende von Nutzern weltweit an Diskussionsforen. Internet und E-Mail erhöhen damit das Meinungsspektrum, weil sich mit Hilfe dieser Medien auch diejenigen potenziell Gehör verschaffen können, die sonst keine Chance hätten, gehört zu werden.

Aus diesem Dickicht von Wahrheiten, Halbwahrheiten und Lügen diejenigen Informationen zu filtern, die der Wahrheit am nächsten kommen, darin besteht die schwierige Aufgabe des Kriegsberichterstatters. Nur wenn ihm dies gelingt, kann er helfen, Brücken zwischen den verfeindeten Kriegsparteien zu schlagen.

Unwörter und Euphemismen

Diese Aufgabe beginnt mit der Wahl der sprachlichen Mittel. Sie sollten weder beschönigen noch verallgemeinern. Der Begriff „Kollateralschaden", der als Unwort des Jahres 1999 in die Geschichte einging, ist ein treffendes Beispiel für die Beschönigung einer grausamen Kriegshandlung. Das Pentagon hat die Frage nach zivilen Opfern dieses Einsatzes mit diesem Begriff abgehandelt, in dem das Wort „Menschen" gar nicht vorkommt. „Human Rights Watch" hat eine eigene Bilanz aufgestellt, die von der NATO unwidersprochen blieb: Demnach gab es etwa 500 Tote bei 99 untersuchten Angriffen auf serbische Ziele. Ein Drittel der Attacken traf militärische Ziele in dicht besiedelten Gebieten, es gab mindestens neun Angriffe auf rein zivile Ziele, Streubomben waren für 60 bis 150 Tote verantwortlich. Nach Auffassung deutscher Sprachkritiker vernebelt das Wort „Kollateralschaden" die Tötung Unschuldiger durch NATO-Angriffe. Dennoch wurde es von vielen Journalisten unkritisch übernommen.

Ein anderes Beispiel: Albanische Flüchtlinge, die ihre Heimat verließen, wurden im Allgemeinen als „Vertriebene" bezeichnet. Serben, Roma und Angehörige anderer Nationen, die nach dem Einmarsch der KFOR den Kosovo verließen, weil sie von der albanischen Mehrheitsbevölkerung häufig gewaltsam unter Druck gesetzt worden waren, wurden hingegen als „Flüchtlinge" bezeichnet. In beiden Fällen war die Ursache für die Flucht aus der Heimat jedoch dieselbe: Repressionen durch jeweils die ethnische Gruppe, die die Macht kontrolliert.

In den deutschen Medien gab es seinerzeit eine stillschweigende Übereinkunft, dass die Luftschläge der NATO gegen militärische Ziele in Serbien als „NATO-Intervention" bezeichnet wurden. Das Wort „Kriegseinsatz" wurde weitgehend vermieden. Auch wurde häufig die Formel „Schläge gegen Kriegsmaterial" verwendet, obwohl die „Bombardierung von Kasernen" gemeint war.

Schließlich herrschte auch Uneinigkeit darüber, wie die Anhänger der kosovarischen Befreiungsarmee UÇK zu bezeichnen seien: als Freiheitskämpfer, Freischärler, Rebellen, Untergrundkämpfer, Guerilla, Extremisten, Terroristen? Soll absolute Neutralität gewahrt bleiben, so müssen die Anhänger dieser illegalen Organisation als „Untergrundkämpfer" bezeichnet werden. Aber in der Praxis zeigt sich, dass die Bezeichnung je nach Perspektive des Berichterstatters ausgewählt wird. Gelten die Kämpfer als die „Guten", dann sind sie „Freiheitskämpfer". Sind sie die „Bösen", dann werden sie „Terroristen" genannt. In den deutschen Medien wurden die Anhänger übrigens in der Regel nicht als Terroristen bezeichnet.

Am 20. Mai 1999 wandte sich der Deutsche Presserat mit einem Appell an die deutsche Öffentlichkeit und forderte:

– Krieg verharmlosende und verherrlichende Berichterstattung ist zu unterlassen.
– Journalisten dürfen sich nicht für Interessen der am Krieg Beteiligten missbrauchen lassen.
– Beschönigende Ausdrücke wie „Kollateralschaden" oder „ethnische Säuberung" sind zu vermeiden.
– Die Quellenlage muss exakt dargestellt werden und, wenn dies nicht möglich ist, muss die Schwierigkeit der Informationsbeschaffung verdeutlicht werden.
– Einseitigkeit und Pauschalurteile sind zu vermeiden (z. B. „die Serben", wenn serbische Paramilitärs oder die serbische Regierung gemeint sind).

Komplexität vermitteln

Gerade in so komplizierten Konflikten wie auf dem Balkan neigen sowohl Berichterstatter als auch Rezipienten zu einer vereinfachenden Schwarz-Weiß-Wahrnehmung. Aufgabe des Journalisten muss deshalb sein, die Komplexität des Konflikts möglichst klar und verständlich darzustellen. Dies setzt voraus, dass die Medien den Rezipienten zuweilen zumuten, sich auch auf Facetten eines Konflikts einzulassen, die möglicherweise irritieren, weil sie eine vorgefasste Meinung in Frage stellen. Skeptiker mögen angesichts der Vielzahl an internationalen Konflikten einwerfen, ob dem durchschnittlichen Fernseh- und Radio-Konsumenten überhaupt mehr als eine holzschnittartige Darstellung zuzumuten ist? Die Antwortet lautet: Ja! Man sollte es zumindest versuchen. Ein Journalist ist moralisch dazu verpflichtet. Je differenzierter ein Konflikt in seiner Ursache und Wirkung, in seiner ganzen Komplexität dargestellt wird, desto eher besteht die Chance, nach dem Ende eines Konflikts wieder Brücken zwischen den verfeindeten Parteien zu bauen. Der Krieg in Bosnien-Herzegowina hat gezeigt, dass die Unterscheidung in „gute" und „böse" Kriegsgegner eine unzulässige Vereinfachung war. Ohne Zweifel haben die bosnischen Serben in der Quantität mehr Kriegsgräuel verursacht als die bosnischen Kroaten oder bosnischen Muslime. Dennoch wurden auch von Mitgliedern der letztgenannten Gruppen Kriegsverbrechen verübt.

Nur weil sie in diesem Krieg auf der Seite der Schwächeren standen, sind sie nicht grundsätzlich die „besseren", „zivilisierten" Völker.

Saubere journalistische Arbeit – insbesondere bei der Kriegsberichterstattung – kann helfen, nach dem Ende des Konflikts die Wahrheit zu finden. Diese gewinnt vor allem dann an Bedeutung, wenn die Menschen sich nach dem Ende der Kriegshandlungen wieder versöhnen sollen. Denn ohne das Wissen darüber, wer sich wie in einem Krieg schuldig gemacht hat, wer Opfer und wer Täter ist, ist Frieden nicht möglich. Solange es keinen Konsens zwischen den ehemaligen Kriegsparteien über den Verlauf eines Krieges gibt, kann es keine Versöhnung geben. Die Aufarbeitung des Krieges im de facto zweigeteilten Bosnien-Herzegowina hat bis heute unter anderem deshalb kaum Fortschritte gemacht, weil sich die ehemals verfeindeten Volksgruppen in der Regel ausschließlich als Opfer, niemals auch als Täter sehen. Für die gesellschaftliche Teilung des so genannten „Dayton-Staates" ist es bezeichnend, dass bis heute die Schulkinder in Bosnien-Herzegowina die Geschichte ihres Vaterlandes aus drei verschiedenen Perspektiven lernen: die bosnischen Kinder mit bosnischen Schulbüchern, die im muslimisch dominierten Sarajevo gedruckt werden; die serbischen Kinder mit serbischen Büchern, die in Belgrad herausgegeben werden; und die kroatischen Schüler lernen mit kroatischen Büchern, die aus Zagreb geliefert werden.

Herauszufinden, wer die politische Verantwortung für einen Krieg trägt, das mag in der letzten Konsequenz Sache der Historiker sein. Doch es gehört zu den Aufgaben der Journalisten, Informationen über einen Krieg so zusammenzutragen, dass sie der Wahrheit so nah wie möglich kommen. In diesem Sinne können auch Journalisten zum Aufbau einer friedlichen Zivilgesellschaft beitragen.

Aufbau einer Zivilgesellschaft

Welche Möglichkeiten haben Journalisten vor Ort während eines Krieges, einer Krise oder eines sich anbahnenden Konflikts, mit ihrer Arbeit zum Frieden beizutragen? Um es gleich vorweg zu nehmen: Journalisten sollten ihren Einfluss auf die Politik und auf die öffentliche Meinung nicht überschätzen. Alle bisherigen Erfahrungen der Kriegsberichterstattung haben gezeigt, dass die Medien mit ihrer Berichterstattung über Kriege lediglich kurzfristig die öffentliche Meinung beeinflussen und nur für kurze Zeit politisch Verantwortliche unter Handlungsdruck setzen können. Die Fernsehbilder vom Massaker auf dem Markt von Sarajevo im Februar 1994, bei dem mehr als 60 Menschen ums Leben kamen, lösten in der westlichen Welt eine Welle der öffentlichen Entrüstung aus, die schließlich zu Luftschlägen der NATO gegen serbische Stellungen führten. Doch dadurch wurde der Krieg in Bosnien-Herzegowina keineswegs beendet. Es dauerte noch fast anderthalb Jahre, bis verschiedene militärische und politische Faktoren das Kriegsende herbeiführten. Dazu gehörte die erfolgreiche Bodenoffensive der kroatisch-muslimischen Streitkräfte gegen die bosnischen Serben und die damit verbundene Vertreibung von 150.000 Krajina-Serben, sowie die hartnäckigen Friedensverhandlungen durch den amerikanischen Chefunterhändler Richard Holbrooke, der die Konfliktparteien zur Einsicht brachte, dass sie zu jenem Zeitpunkt nicht mehr für sich herausholen konnten. Die westlichen Medien hatten die westliche Aufmerksamkeit nur kurzfristig auf den Konflikt lenken können.

Zensur- und Selektionsprozesse

Auch wenn die Themensetzungs-Macht der Medien begrenzt ist, können Journalisten, die vom Schauplatz eines Krieges berichten, in einem bescheidenen Rahmen einen Beitrag für eine „Friedensberichterstattung" leisten.

Bedingungen hierfür sind umfassende Kenntnisse über das Land, in dem sich der Konflikt abspielt, ebenso gute Sprachkenntnisse, die ein direkt geführtes Interview ohne Übersetzer ermöglichen. Leider gilt diese Regel in vielen entsendenden Anstalten nicht immer als unabdingbare Voraussetzung für einen Reportereinsatz.

Für die Wahrnehmung eines Konflikts in der westlichen Öffentlichkeit ist es ebenso wichtig, dass die Reporter vor Ort gegebenenfalls darauf hinweisen, dass ihre Arbeitsmöglichkeiten beschränkt sind und sie auch deshalb nur einen Teil der Wahrheit darstellen können. Keine Dreherlaubnis, keine Akkreditierung, oder auch schlicht keine zuverlässigen Informationen über einen Sachverhalt, weil keine glaubwürdigen Augenzeugen zu finden sind – das alles sind Gründe, die einen Reporter daran hindern, ein umfassendes Bild zu zeichnen. Es gehört ein gewisser Mut dazu, dies gegenüber den Redakteuren im Heimatsender und dem Publikum daheim einzugestehen. Denn gerade die Livereportage vermittelt oft den Eindruck, dass der Reporter im Besitz der Wahrheit sei, weil er am Ort des Geschehens ist.

Die Berichterstattung hängt aber im Wesentlichen davon ob, welche Themen die Redakteure im Heimatsender auswählen. Nach wie vor gilt die journalistische Devise: „bad news is good news!" Wenn die Redakteure einer aktuellen Sendung zwischen dem Terroranschlag im Kosovo auf serbische Zivilisten und dem Bericht über ein erfolgreiches Reintegrations-Projekt bosnischer Flüchtlingskinder wählen sollen, dann wird zweifellos das Erstgenannte Eingang in die Programme finden. Dies prägt im Westen die Wahrnehmung des Balkan als ewiges Pulverfass, als strukturell rückständige und gewalttätige Region Europas. Dieses Bild ist schief und unvollständig.

Die einseitige Hervorhebung negativer Meldungen über die Region führt dazu, dass der Balkan in der westlichen Öffentlichkeit durchweg als Katastrophenregion betrachtet wird. Die wenig spektakulären Berichte über erfolgreiche Schritte zum Frieden finden in den Heimatredaktionen kaum Platz. Aber erst sie ergeben das Gesamtbild dieser Region.

Ein weiterer Faktor, der die Berichterstattung über Entwicklungen im Krisengebiet entscheidend prägt, ist die Agenturgläubigkeit der Redakteure in den Heimatredaktionen. Melden die Agenturen nichts über einen sich anbahnenden Konflikt, dann haben Themenvorschläge der Korrespondenten vor Ort in der Regel kaum Chancen auf Umsetzung. Was schwarz auf weiß in den Agenturtexten zu lesen ist, genießt eben grundsätzlich mehr Glaubwürdigkeit als die Informationen von Hörfunk-Reportern. Fehlt diese Rückversicherung in den Agenturtexten, wird das angebotene Thema in der Regel nicht angenommen. Zumal in der Redaktion dann auch noch der berühmte „Aufhänger" fehlt. Der lautet im Regelfall: „dpa meldet ..., dazu unser Korrespondent aus ..." In vielen Krisenherden sind jedoch gar keine Agenturjournalisten stationiert. Sie reisen erst dann an, wenn ein Konflikt eskaliert.

Bevor es in Mazedonien im Frühjahr 2001 zu gewaltsamen Zusammenstößen zwischen albanischen Rebellen und der mazedonischen Armee kam, beschäftigten sich westliche Agenturen kaum mit dem schwelenden Konflikt, der sich bereits zwei Jahre zuvor durch Terroranschläge albanischer Extremisten gegen staatliche mazedonische Einrichtungen ankündigte. Schon damals hatte die kosovo-albanische Nachrichtenagentur „Kosova-press" ein Kommuniqué einer albanischen Untergrundorganisation veröffentlicht, die der UÇK nahe steht und sich zu den Anschlägen bekannte. Ihr deklariertes Ziel: Die „Befreiung der albanisch besiedelten Gebiete von der slawischen Dominanz".

Journalistisches „Frühwarnsystem"

Wenn Reporter häufiger Gelegenheit hätten, über sich anbahnende Konflikte wie den erwähnten zu berichten, könnten sie die internationale Aufmerksamkeit möglicherweise frühzeitig auf Krisen lenken. Dann bestünde vielleicht eher die Chance, dass die internationale Politik im Vorfeld friedenserhaltende Maßnahmen – wie etwa die Vermittlung zwischen verfeindeten Parteien – ergreifen könnte. Solange der Krieg in Bosnien-Herzegowina in den Schlagzeilen war, interessierten sich die Medien nicht für den aufkeimenden Konflikt im Kosovo. Beim Abschluss des Friedensvertrages von Dayton im Winter 1995 wiesen Kenner der Region eindringlich darauf hin, dass der Kosovo wegen der anhaltenden Spannungen zwischen der albanischen Mehrheitsbevölkerung und der serbischen Administration mittelfristig gewaltsam eskalieren würde. Aus diesem Grund hätte der Kosovo-Konflikt bereits in den Dayton-Verhandlungen behandelt werden müssen. Doch der Kosovo wurde erst drei Jahre später von westlichen Medien als Thema erkannt, nachdem die kosovarische Untergrundbewegung UÇK sich im Frühjahr 1998 blutige Gefechte mit serbischen Sicherheitskräften geliefert hatte.

Die Aufgabe, den Blick der westlichen Öffentlichkeit frühzeitig auf Konflikte zu lenken, können in der Regel nur die westlichen Journalisten übernehmen. Aber auch Journalisten, die in den Krisenregionen leben und arbeiten, können einen Beitrag leisten, mit ihrer Berichterstattung zur Versöhnung beizutragen.

In Bosnien-Herzegowina gab es vor Ausbruch des Krieges im Frühjahr 1992 eine ganze Reihe von professionellen Journalisten, die das multiethnische Gesellschaftsmodell unterstützten. Unter ihnen waren Redakteure der Tageszeitung „Oslobodjenje". Andere gründeten den Fernsehsender YU-Tel, der mit mutigen Berichten der Kriegspropaganda der nationalistischen Hardliner entgegentrat. Wieder andere gründeten kleine Radio-Sender wie Radio ZID, die wie seltene Pflanzen im Schatten der Jugendszene von Sarajevo blühten. Viele dieser Journalisten leisteten während des dreieinhalbjährigen Krieges einen wichtigen Beitrag gegen nationalistische Hetze und für den Erhalt einer multikulturellen Gesellschaft. Ihre Stimme war im Konzert der Kriegstreiber jedoch zu leise, um die öffentliche Meinung davon zu überzeugen, dass ein friedliches Zusammenleben möglich ist. Darüber hinaus schufen die serbischen Extremisten und ihr politischer Führer Radovan Karadžić im Frühjahr 1992 mit Waffengewalt Fakten, die jede Friedensbewegung im Keim erstickten.

Dennoch haben jene Journalisten, die während des Krieges in multiethnisch zusammengesetzten Redaktionen gearbeitet haben, gezeigt, dass eine Alternative zur ethnischen Teilung möglich ist. Die Tageszeitung Oslobodjenje wurde dafür 1997 vom Weltverband der Zeitungen mit der „Goldenen Feder der Freiheit" ausgezeichnet, weil die Zeitung, wie es in der Begründung der Jury heißt, „sich vorbildlich Lügen, Hass und Desinformation widersetzt" hätte.

Die Redakteure von Oslobodjenje und anderen unabhängigen Medien in Bosnien-Herzegowina haben zwar den Krieg nicht aufhalten können, aber sie haben dafür gesorgt, dass die Idee eines friedlichen Miteinanders auch nach dem Ende des Krieges lebendig geblieben ist.

Friedensberichterstattung ist weitaus weniger spektakulär als Kriegsberichterstattung. Aber vielleicht sollten die kenntnisreichen Reporter vor Ort manchmal einfach hartnäckiger auf bestimmten Themen beharren. Gerade der öffentlich-rechtliche Rundfunk, der die Jagd nach Einschaltquoten nicht um jeden Preis mitmachen muss, muss es sich erlauben können, Themen Platz einzuräumen, die „gegen den Strich bürsten".

Auch die Programmplaner können zu einer „Friedensberichterstattung" beitragen. Besonders die Deutsche Welle (DW), die als Auslandsrundfunk der Bundesrepublik Deutschland mit mehreren Fremdsprachen-Programmen in die Konfliktregionen des Balkans sendet, hat Möglichkeiten, mit Hilfe des so genannten „Krisenradios" zu einem friedlichen Miteinander beizutragen.

„Krisenradio"

Das Südosteuropa-Programm der DW reagierte flexibel auf den Beginn des Kosovo-Krieges. Im April 1999, nur wenige Tage nach dem Beginn der NATO-Luftschläge gegen Jugoslawien, wurden die Sendezeiten der Programme in Serbisch, Albanisch, Mazedonisch, Bosnisch und Kroatisch ausgeweitet. Damit trug die DW dem gesteigerten Informationsbedürfnis der Menschen in der Region Rechnung. Da in Jugoslawien die elektronischen Medien vollständig von der Belgrader Regierung mit Hilfe eines Mediengesetzes aus dem Jahre 1998 kontrolliert wurden, konnten sich die Bürger aus den lokalen Medien fast gar nicht mit unzensierten Informationen versorgen. Mit Hilfe des Mediengesetzes sollten regimekritische Informationen oder Kommentare mit drakonischen Geldstrafen und sogar mit Gefängnisstrafen unterdrückt werden.

Der gewaltsame Tod des Belgrader Zeitungsverlegers Slavko Curuvija kurz vor Ausbruch des Kosovo-Krieges, dessen regimekritische Zeitung „Dnevni Telegraf" bis zu seinem Tod hohe Auflagen hatte, schürte in der jugoslawischen Öffentlichkeit ein Klima der Angst. Das Mediengesetz verbot außerdem das Wiederausstrahlen (Rebroadcasting) ausländischer Informationssender. Die Deutsche Welle, die BBC, Radio Free Europe und die Voice of America verloren auf einen Schlag ihre Partnerstationen, die via Satellit Informationsprogramme in serbischer Sprache wiederausgestrahlt hatten.

Die westlichen Auslandsrundfunkanstalten reagierten ein Jahr später mit der Inbetriebnahme des so genannten „Ring around Serbia", einem Ring aus Sendeanlagen, die außerhalb Serbiens angemietet wurden. Von diesen Anlagen aus erreichten die Auslandssender über starke UKW-Frequenzen die jugoslawische Hauptstadt und große Teile des Landes. Vertreten waren sowohl die Serbischen Programme als auch Albanisch, Bosnisch, Kroatisch, Mazedonisch.

Wenngleich die Akzeptanz der einheimischen Hörer gegenüber den westlichen Sendern keineswegs nicht vorbehaltlos war, so konnten sie sich dank der Ausstrahlung über den „Ring around Serbia" über Kurzwelle und über Satellit mit Informationen über die politische Situation im eigenen Land versorgen. Der Grad der Akzeptanz der jugoslawischen Hörer stieg, je neutraler die Wortwahl der westlichen Auslandssender war. Das Serbische Programm der Deutschen Welle bezeichnete die NATO-Luftangriffe in der Regel als „NATO-Militärintervention". Die Voice of America hingegen beschrieb die Angriffe als „Luftkampagne". Da der größte Teil der serbischen Bürger, einschließlich der demokratischen Opposition, die Luftangriffe ablehnte, weil sie ihrer Meinung nach den Diktator in Belgrad politisch stärkten statt zu schwächen, empfand man diese Wortwahl als beschönigend. Schließlich war die „Kampagne" nicht virtuell, sondern durchaus real.

Medienaktivitäten im Rahmen des Stabilitätspaktes

Nach dem Ende des Kosovo-Krieges – des vierten Krieges, der innerhalb eines Jahrzehnts das ehemalige Jugoslawien erschütterte, zog der Westen mit der Errichtung des Stabilitätspaktes die politischen Konsequenzen. Der Stabilitätspakt für Südosteuropa, der im Juli 1999 feierlich in Köln ins Leben gerufen wurde, sollte die bisherigen Aktivitäten zur wirtschaftlichen und politischen Konsolidierung der Region bündeln. Das Ziel: die Stärkung der regionalen Zusammenarbeit mit der Aussicht, dass die Balkanländer eine reale Option auf Aufnahme in die EU erhalten. Im Rahmen des Stabilitätspaktes für Südosteuropa versuchen die Deutsche Welle, das Zweite Deutsche Fernsehen und der Bayerische Rundfunk mit verschiedenen Projekten zur Medienhilfe die unabhängigen und demokratisch orientierten Medien in der Region zu fördern.

Die Deutsche Welle erhielt aus dem Stabilitätspakt im Jahre 2000 Zuwendungen in Höhe von 1,8 Millionen Mark und finanzierte damit drei Projekte:

- die Ausbildung von Nachwuchsjournalisten aus der Region in den Fremdsprachen-Programmen der DW
- die Adaption des im Studio Brüssel produzierten DW-Fernsehmagazins „Euro-Journal" für Bosnien-Herzegowina, wo einerseits ein großes Interesse an West-europa herrscht, andererseits die lokalen Fernsehsender weder über journalistische noch finanzielle Ressourcen verfügen, um authentisch über die sozialen, politischen und wirtschaftlichen Vorgänge in der Europäischen Union zu berichten
- verstärkte Berichterstattung über Aktivitäten des Stabilitätspaktes in der Region, die „Cross-over-Informationen" zwischen den Nachbarstaaten vermitteln sollen. Sie sollen gleichzeitig den Dialog in der Region fördern und dazu beitragen, erfolg-reiche Projekte in der Region publik zu machen.

Aktivitäten der DW zur Förderung des Friedens in der Region

Den DW-Programmen in Serbisch, Albanisch, Mazedonisch und Bosnisch wird laut Umfragen durchweg ein hoher Grad an Glaubwürdigkeit nachgesagt. Diesen Einfluss auf die öffentliche Meinung können die Programme für die Unterstützung einer Zivil-gesellschaft nutzen, indem sie:
- den demokratisch orientierten politischen Kräften im Zielgebiet „eine Stimme geben", die sich dem Extremismus und Nationalismus in der Region widersetzen
- Funkbrücken schalten, bei denen mit Experten im Studio und Hörer kontrovers diskutieren (z. B. im Bosnischen Programm eine Funkbrücke zwischen Köln und Banja Luka zum Thema „Kann Sport helfen, die verfeindeten ethnischen Gruppen wieder zusammen zu führen?", gesendet am 3. Oktober 1999)
- ein Diskussionsforum für kontroverse Meinungen bieten
- bei der Berichterstattung möglichst viele glaubwürdige Quellen nennen
- auch die jeweils „Anderen" im Konflikt zu Wort kommen lassen.

Resümee

Die Erfahrung zeigt, dass Kriegsberichterstatter in der Regel nur wenig dazu beitragen können, Brücken zwischen den Konfliktparteien zu bauen. Es wäre eine grandiose Selbstüberschätzung, wenn Journalisten glaubten, sie könnten mit ihren Berichten und Kommentaren einen Krieg aufhalten oder sogar beenden. Der Einfluss der Medien auf die Politik und öffentliche Meinung ist in der Regel nur kurzfristig. So können etwa Fernsehbilder von verängstigten Flüchtlingen für kurze Zeit eine Welle der Spendenbereitschaft auslösen. In einer emotionalisierten Atmosphäre wie kurz vor dem Ausbruch des Kosovo-Krieges können sie die öffentliche Meinung sogar erheblich beeinflussen. So hat die Berichterstattung über die Leiden der albanischen Zivil-bevölkerung im Vorfeld des Kosovo-Krieges in Westeuropa maßgeblich dazu beige-tragen, dass die Akzeptanz für die NATO-Luftschläge gegen Serbien wuchs. Aber dieser Einfluss der Medien auf die Politik und die öffentliche Meinung ist in der

Regel nur von begrenzter Dauer. Die Gefahr, dass sich Berichterstatter während eines Krieges von den Konfliktparteien instrumentalisieren lassen, ist hingegen groß. Davor auf der Hut zu sein, sich von den Emotionen nicht anstecken zu lassen, sich ab und zu selbstkritisch zu überprüfen, das alles gehört zu den Vorraussetzungen einer fairen Berichterstattung. Dies gilt auch für den Friedensfall. Doch der nimmt sich in den Medien meist weniger spektakulär aus.

Horst Scholz

Wellen zwischen den Fronten

Technische Aspekte der Hörfunkversorgung in akuten Krisengebieten am Beispiel des Kosovo-Konflikts

Wer während des Kosovo-Konflikts bei den täglichen Fernsehberichten über die Vertreibungen und die Zustände in den Flüchtlingslagern auf Details geachtet hat, dem ist vielleicht aufgefallen, dass, wo auch immer sich die Flüchtlinge befanden, ein Radio in Griffweite war – auf dem Exodus aus Prishtina genauso wie in den Lagern in Mazedonien oder bei den Kosovaren, die in ihren Dörfern ausharrten. Ein Bericht zeigte einmal, wie sich mehrere Flüchtlinge dicht an den Lautsprecher eines kleinen Radiogeräts drängten. Sie verfolgten das Albanische Programm der Deutschen Welle (DW) über eine der aus Deutschland eingesetzten Kurzwellenfrequenzen, zu erkennen am groß eingeblendeten Display. Die Sendung fesselte ihre Hörer offensichtlich nicht nur wegen des Nachrichteninhalts, sondern den Nachrichten folgte eine der regelmäßigen Suchsendungen, die beim Wiederauffinden von vermissten Familienangehörigen oder Freunden helfen sollten. Dafür hatte die Redaktion im Kölner Funkhaus eine eigene Telefonnummer eingerichtet, unter der sie die Suchwünsche aufnahm. Nach der Ausschaltung der kosovarischen Medien waren Radiosendungen über Kurzwelle vielerorts die einzige verlässliche Informationsquelle.

Wenn die deutschen Medien aus dem Kosovo berichteten, war die Richtung des Informationsflusses aus dem Kosovo heraus. Im Folgenden soll die entgegengesetzte Richtung dargestellt werden, also in den Kosovo hinein, und zwar insbesondere die technischen Mittel des Informationstransports. Dabei wird deutlich werden, dass die technischen Aspekte nicht isoliert betrachtet werden können, sondern dass sie immer eng mit politischen und wirtschaftlichen Aspekten verknüpft sind.

Die Kosovo-Sendeschiene

Im Kosovo wurden die Medien vom Milošević-Regime zunehmend schikaniert oder sogar ausgeschaltet. An Vorwänden für die Schließungen von Radiostationen mangelte es nicht. Begründungen waren fast immer angeblich fehlende Lizenzen oder angeblich nicht entrichtete Lizenzgebühren. Vor der Schließung vieler Stationen ordnete Belgrad an, die Wiederausstrahlung von Beiträgen ausländischer Stationen einzustellen. Bei Zuwiderhandlung drohte das Regime hohe Geldstrafen und die sofortige Schließung an. Mit Beginn der Eskalation des Kosovo-Konflikts fiel die Versorgung der örtlichen

Bevölkerung mit freien, unzensierten Informationen aus dem Westen über Lokalsender also aus.

Verträge internationaler Rundfunkstationen über die Wiederausstrahlung von Programmen oder Programmteilen über die örtlichen Sendeeinrichtungen privater Stationen sind weltweit üblich, auch in Jugoslawien. Einerseits öffnet das so genannte „Rebroadcasting" für den internationalen Rundfunk eine ausgezeichnete Möglichkeit, direkten Zugang zu den Hörern über die örtlichen Medien zu erhalten, andererseits steigern die Programmbeiträge – abhängig von der liefernden Station – die Attraktivität des Senders.

Das sofortige Verbot der Übernahme ausländischer Programme im Kosovo offenbart die große Schwäche des Prinzips Rebroadcasting: Gerade dann, wenn sich eine Krise entwickelt und das Informationsbedürfnis steigt, wächst auch die Gefahr, dass Berichterstattung von außen nicht willkommen ist und untersagt wird.

Internationale Rundfunkstationen führten zu Beginn des Kosovo-Konflikts, spätestens jedoch mit Beginn der Kampfhandlungen, Sondersendungen ein oder weiteten ihr Programm für die gesamte Balkanregion aus. Ziel aller Stationen war, möglichst häufig auf möglichst vielen Hörfunk-Sendeschienen präsent zu sein. Die wichtigsten elektronischen Verbreitungswege sind die Kurzwelle (KW), Mittelwelle (MW), Ultrakurzwelle (UKW) und Tonkanäle auf Satelliten, letztere sowohl analog als auch digital. Der Kurzwelle kommt in akuten Krisensituationen wohl die größte Bedeutung zu.

Als Verstärkung ihrer Präsenz in Südosteuropa bildeten die Balkan-Redaktionen der DW mit ihren Programmen eine Programmfläche über insgesamt 14,5 Stunden, wobei 14 Stunden zusammenhängend waren, sich also nahtlos ablösten. Enthalten waren sowohl die Programmanteile nach regulärem Sendeplan als auch die Programmerweiterungen aus aktuellem Anlass. Sprachen und Sendezeiten gibt die Abbildung 1 wieder.

Ein nicht geringer technischer Aufwand musste bereits am Anfang der Kette vom Studio zum Hörer betrieben werden, denn jede Änderung des Programmplans erfordert zeit- und arbeitsintensive Eingriffe in das komplizierte Sendeplangefüge, insbesondere bei der Verteilung der Programme. Zunächst musste die Programmschiene vom Funkhaus Köln zu allen Sendestationen der DW, die in die Wiederausstrahlung in Richtung Südosteuropa eingebunden waren, übertragen werden. Das waren die Kurzwellenstationen Wertachtal und Nauen in Deutschland, die Relaisstation Sines in Portugal und eine Reihe angemieteter Mittelwellen- und UKW-Sender. Zusätzlich mussten die Programme im DW-Funkhaus Berlin übernommen werden, da dort alle Hörfunkkanäle der DW als Tonunterträger oder digitale Kanäle mit dem DW-Fernsehen gebündelt und als analoges und digitales Paket u. a. zum Satelliten Hotbird 5 gesendet werden. Die Zuführung zu den in Europa gelegenen terrestrischen Sendestationen und nach Berlin erfolgt ebenfalls über den Satelliten Hotbird 5, als eigenes digitales System im gleichen Transponder.

Problematisch war die Unterbringung der neuen Programmschiene auf den Tonunterträgern des Satelliten Hotbird 5, da alle Kanäle von den eigenen Radioprogram-

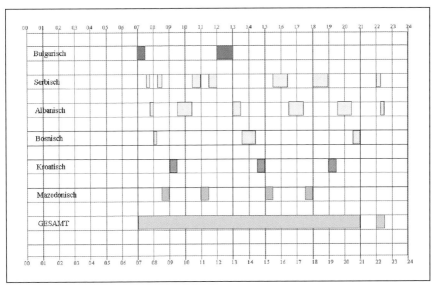

Abbildung 1: Sendezeiten der Südosteuropa-Programme der DW in der „Kosovo-Schiene" (1999)

men belegt oder langfristig vermietet waren. Schließlich beschloss die Technische Direktion der DW gemeinsam mit ihren Fernsehkollegen in Berlin, den redundanten Mono-Fernsehton zu opfern, da DW-tv seinen Fernsehbegleitton in Stereo auch noch auf anderen Tonunterträgern aussendet. Allerdings war zu befürchten, dass einige Zuschauer ihre Empfangsgeräte auf den Mono-Ton eingestellt hatten und nachfolgend statt des Fernsehtons die Kosovo-Programme hören würden. Die Zahl der Beschwerden hielt sich am Ende in Grenzen, da durch die Einblendung von entsprechenden technischen Informationen in das Fernsehbild die Umschaltung auf den Stereo-Ton erleichtert wurde.

Wie schon erwähnt, kommt der Kurzwelle in Krisenzeiten besondere Bedeutung zu, da sie den Vorteil besitzt, ohne großen technischen Aufwand empfangen zu werden. Sie vermag, unabhängig von der Geländebeschaffenheit und den Wetterbedingungen, große Flächen zu versorgen. Kleine, leichte und preisgünstige Radios ermöglichen den Empfang, wo immer man sich befindet. Nachteile sind – für die von anderen Übertragungsverfahren verwöhnten Ohren – die zuweilen unbefriedigende Tonqualität und für Ungeübte das manchmal mühsame Suchen nach der gewünschten Frequenz. Bestreben der technischen Abteilungen eines jeden internationalen Senders ist es, beide Unzulänglichkeiten so gering wie möglich zu halten. Das ist oft schwieriger als häufig angenommen wird, denn der ohnehin schon eklatante Frequenzmangel für den Kurzwellenrundfunk verschärft sich, wenn der Frequenzbedarf bei Ausbruch einer Krise für eine bestimmte Region sprunghaft wächst. Anders als bei anderen

Verbreitungswegen wie beispielsweise Mittelwelle oder UKW gibt es bei der Kurzwelle keine festen Wellenpläne, die jedem Land feste Frequenzen zuordnen und damit einen Schutz vor gegenseitigen Störungen gewährleisten. Zwar koordinieren die internationalen Rundfunkanstalten ihren Frequenzeinsatz untereinander, da jedoch der Bedarf um ein Vielfaches größer ist als das zur Verfügung stehende Spektrum, ist es eher die Koordination eines Mangels. Eine rechtlich geschützte Zuweisung fehlt. Der einzige, allerdings weniger verlässliche Schutz ist das Gewohnheitsrecht des Erstnutzers.

Die Kurzwelle hat nicht nur den physikalisch bedingten Vorteil, Grenzen unbehindert zu passieren, sondern es gibt keine rechtlichen Einschränkungen für den „free flow of information". Trotz der natürlichen Abneigung mancher Staaten gegen solch unerwünschte Grenzübertritte gelang es glücklicherweise nie, den Kurzwellenrundfunk in dieser Hinsicht einer internationalen Regulierung zu unterwerfen. Die Antwort auf die fehlende rechtlich-politische Abwehr von unerwünschter „Infiltration" war die vorsätzliche Störung von Sendungen, besser bekannt unter dem Namen „Jamming". Diese Störungen, die den freien Nachrichtenfluss zwar erheblich behinderten, aber nie vollkommen unterdrücken konnten, wurden größtenteils mit dem Ende des Kalten Krieges eingestellt. Einige Staaten setzen dieses Mittel allerdings auch weiterhin ein.

Die Abbildung 2 zeigt ein Beispiel für den Einsatz der Kurzwelle während des Kosovo-Konflikts.

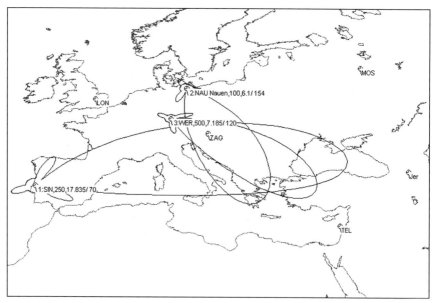

Abbildung 2: Kurzwellen-Einsatz für Kosovo (1999)

Aus der stark vereinfachten Darstellung ist zu erkennen, dass drei Sendestationen für die Abstrahlung der „Kosovo-Schiene" eingesetzt wurden. Zum einen die Stationen in Deutschland mit den leistungsstarken 500-Kilowatt-Sendern, zum anderen die Relaisstation Sines in Portugal mit Sendern von 250 Kilowatt (kW) Leistung. Diese Verteilung auf zwei Länder ist auf den ersten Blick ungewöhnlich, da man annehmen könnte, dass die höhere Sendeleistung der deutschen Stationen und die größere Nähe zum Zielgebiet den Einsatz der weiter entfernten und leistungsschwächeren Station in Portugal nicht rechtfertigen. Dies trifft sicherlich für UKW und Mittelwelle zu, jedoch nicht für den komplizierteren Ausbreitungsmechanismus der Kurzwelle. Es liegt in der physikalischen Eigenart der ionosphärischen Ausbreitung, dass bestimmte Frequenzbereiche je nach Tages- und Jahreszeit Bereiche bis zu ca. 2.000 Kilometer um den Senderstandort nicht versorgen können. Eine kurze Erklärung: Die ionosphärische Ausbreitung basiert auf der Fähigkeit einer elektrisch leitenden Schicht in ca. 300 Kilometer Höhe, elektromagnetische Wellen zu reflektieren und damit pro Reflexion ca. 4.000 Kilometer Entfernung zu überbrücken. Allerdings wird für Gebiete in relativer Nähe des Kurzwellensenders der Einfallswinkel in die Ionosphäre sehr steil, und abhängig von der Beschaffenheit der Ionosphäre und der verwendeten Frequenz werden die Wellen nicht mehr reflektiert, sondern durchdringen die Schicht. Die Reflexionsfähigkeit wird mit zunehmender Dunkelheit geringer, insbesondere bei höheren Frequenzen. Der Bereich um den Sender, der aufgrund der fehlenden Reflexion nicht versorgt werden kann, wird in der Fachsprache „Tote Zone" oder im Englischen „skip distance" genannt. Fallen Teile des Zielgebiets in diesen Bereich eines Senders, muss ein weiter entfernter Standort gewählt werden, dessen „Tote Zone" nicht bis in das Zielgebiet reicht. Wie in Abbildung 2 ersichtlich, übernimmt die Sendestation in Portugal die Ausstrahlung der Programme in Richtung Balkan, wenn die beiden Stationen in Deutschland wegen der eben beschriebenen physikalischen Einschränkungen nicht mehr mit der notwendigen Zuverlässigkeit eingesetzt werden können. Dieses besonders während der dunklen Tageszeiten und in höheren Frequenzbändern auftretende Handicap der Kurzwelle war mit ein Grund zum Bau der Relaisstation in Portugal.

Während des Kalten Krieges, als die Sendungen vieler internationaler Rundfunkanstalten für Ost- und Südosteuropa vorsätzlich gestört wurden, war diese physikalische Eigenschaft allerdings ein Vorteil. Auf Grund der geographischen Lage der Relaisstation Sines im äußersten Westen Europas lag ihr Ausbreitungsweg in Richtung Osten zu vielen Sendezeiten noch im Hellen, wenn in Osteuropa schon Dunkelheit herrschte. Das bedeutete, dass in höheren Kurzwellenbändern gearbeitet werden konnte und damit die „Tote Zone" des Störsenders, der ja auf derselben Frequenz arbeiten musste, enorm vergrößert werden konnte. In der „Toten Zone" des Störers bleiben natürlich seine Aktionen wirkungslos, so dass dort das Signal aus Portugal ungehindert empfangen werden konnte.

Neben der Kurzwelle wurden – und werden immer noch – das Serbische, Albanische und Mazedonische Programm der Deutschen Welle über einen Mittelwellensender in Mazedonien ausgestrahlt. Der Sender, der sich in Ovce Pole in der Nähe

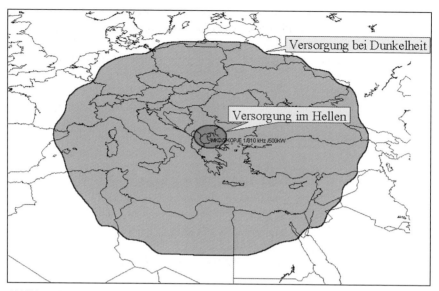

Abbildung 3: Sender Ovce Pole/Mazedonien: Mittelwellenversorgung

von Skopje befindet, sendet auf der Frequenz 810 Kilohertz mit einer Sendeleistung von 500 Kilowatt. Bei Dunkelheit ist er über die so genannte Raumwelle, die einen der Kurzwelle sehr ähnlichen Ausbreitungsmechanismus besitzt, in weiten Teilen Europas zu hören. Selbst bei der begrenzten Ausbreitungsmöglichkeit der so genannten Bodenwelle während der hellen Tageszeiten werden große Teile des Balkans erreicht. Abbildung 3 gibt einen Eindruck vom Versorgungsgebiet während der hellen und dunklen Tageszeiten.

Der „Ring around Serbia"

Bei allen Vorzügen der Kurz- und Mittelwelle war sich der internationale Rundfunk einig, dass die Ultrakurzwelle auch auf dem Balkan bei den Hörern der beliebteste Wellenbereich ist und daher über diesen Verbreitungsweg die meisten Hörer erreicht werden können. Nach dem Verbot des Rebroadcasting durch das Milošević-Regime war der internationale Rundfunk in diesem Wellenbereich jedoch nicht mehr zu hören. Der Wunsch, auch wieder via UKW präsent zu sein, führte zur Idee, Standorte außerhalb Jugoslawiens zu nutzen bzw. zu errichten. Eine Intendantentagung westlicher internationaler Rundfunkstationen rief das Projekt „Ring around Serbia" ins Leben. Unter der Leitung des amerikanischen Senders Radio Free Europe (RFE) wurden UKW-Sendestationen in Rumänien, Bulgarien, Mazedonien, Kroatien und Bosnien geplant (siehe Abb. 5). Bis auf den südlichen Teil des Rings wurden die Sendeeinrichtungen sukzessive installiert und in Betrieb genommen.

Mit eingebunden in das Projekt waren die Voice of America (VOA), die British Broadcasting Corporation (BBC), Radio France Internationale (RFI) und die Deutsche Welle. Die genannten Anstalten koordinierten ihre Programmbeiträge in den südosteuropäischen Sprachen, bis schließlich ein fast lückenloser „Balkan-Kanal" geschaffen wurde. Die Abbildung 4 gibt die Struktur der über die UKW-Sender abgestrahlten Programme wieder.

Die Sendestationen wurden unweit der serbischen Grenze auf den Höhenzügen rund um Jugoslawien errichtet. Mit Senderleistungen bis zu 10 Kilowatt und Richtantennen erzielten sie Reichweiten bis zu 120 Kilometer. Die jugoslawische Hauptstadt Belgrad wurde hauptsächlich von einem geographisch äußerst günstig gelegenem Sendeort in Rumänien versorgt. In der Abbildung 5 sind die Senderstandorte eingetragen und die jeweiligen Versorgungsgebiete vereinfacht angedeutet. Zu betonen ist, dass sich der UKW-Ring um Serbien nur wegen einer besonderen geographischen Gegebenheit realisieren ließ: Das serbische Territorium ist von hohen Gebirgszügen umgeben. Nur mit hoch gelegenen Senderstandorten können Reichweiten von 100 Kilometer und mehr erzielt werden.

Kompliziert war nicht nur die Installation der Sender und ihr Betrieb, sondern auch die technische Zusammenstellung des Kanals aus den Programmen der beteiligten

UTC	Programm	UTC	Programm	UTC	Programm	UTC	Programm
0000	VOA SERB	0600	RL SC	1200	DW BOSN	1800	RFE SC
15	"	15	"	15	"	15	
30	MUSIC MIX	30	"	30	DW CROA	30	
45	"	45	"	45	"	45	
0100	MUSIC MIX	0700	VOA SERB	1300	DW MACE	1900	RFI SC
15	"	15	"	15	"	15	
30	"	30	RL SC	30	DW SERB	30	VOA SERB
45	"	45	"	45	"	45	"
0200	NEWS NOW	0800	DW GERM	1400	RFI SERB/CROA	2000	BBC SERB
15	"	15	"	15		15	"
30	RL SC	30	"	30	"	30	RFE SC
45		45	"	45	"	45	
0300	RL SC	0900	RL SC	1500	BOSN Mo-Fr News Sa-su	2100	VOA SERB
15		15		15		15	"
30	VOA	30	DW SERB	30	CROA	30	BOSN
45	NEWS NOW	45	"	45	"	45	"
0400	BBC SERB	1000	BBC WS	1600	RL SC	2200	RFE SC
15	BBC WS	15	"	15		15	
30	"	30	BBC SERB	30	BBC SERB	30	
45	BBC SERB	45	BBC WS	45	"	45	
0500	RFI SC	1100	BBC CROAT	1700	VOA SERB	2300	RFE SC
15	"	15	"	15	"	15	
30	VOA SERB	30	RL SC	30	BBC CROA	30	
45	"	45	"	45	"	45	

Abbildung 4: „Ring around Serbia": die „Balkan-Sendeschiene" von BBC, DW, RFE, RFI und VOA

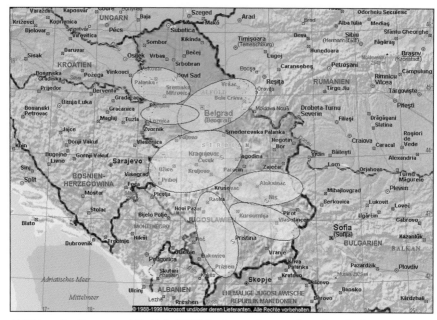

Abbildung 5: „Ring around Serbia": UKW-Senderstandorte rund um Jugoslawien

Anstalten. Da der technische und zeitliche Aufwand zu groß gewesen wäre, die Programmschiene vor Ort, d. h. an den einzelnen Sendestationen zusammenzustellen, musste ein bereits konfektioniertes Signal sendefertig zu den Sendestationen übertragen werden.

Die Zusammenstellung der Beiträge von BBC, RFI und DW übernahm die amerikanische Sendestation im bayerischen Ismaning. Dort wurden die Programme von diversen Satelliten empfangen, auf einer neuen Schiene zusammengefügt und über einen weiteren Satelliten in die Zentrale in Washington übermittelt, wo die Programme von RFE und VOA hinzugefügt wurden. Die nun komplette Schiene wurde wieder über einen Satelliten nach Europa zurückgeschickt, wo die erneute Aufschaltung auf Hotbird 5 erfolgte. Auf den einzelnen Sendestationen des „Ring around Serbia" konnte die Schiene mit einem einzigen Empfänger ohne weitere Schalteinrichtungen aufgenommen werden und unverändert wieder abgestrahlt werden. Abbildung 6 veranschaulicht das komplizierte Sendegefüge.

Mit der Einrichtung des UKW-Rings um Serbien beschritten die beteiligten Rundfunkanbieter allerdings einen aus regulatorischer Sicht heiklen und nicht unumstrittenen Weg, da entsprechend der Artikel und Entschließungen der „Vollzugsordnung Funk" der Internationalen Fernmeldebehörde in Genf der Einsatz von Sendern in Wellenbereichen, deren Nutzung auf einem Plan basieren, koordiniert werden muss. Die

142

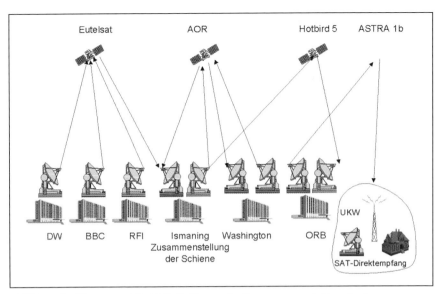

Abbildung 6: „Ring around Serbia": Zuführung der Programme nach Jugoslawien

Wellenpläne sind so erstellt, dass gegenseitige Störungen ausgeschlossen oder zumindest so gering wie möglich gehalten werden. Jede Abweichung von den Planparametern wie Standort, Frequenz, Leistung, Strahlungsrichtung etc. muss auf ihre schädlichen Auswirkungen hin untersucht werden und mit betroffenen Nachbarländern koordiniert werden. Diese Prozedur wurde verständlicherweise bei der Installation des „Ring around Serbia" nicht eingeleitet. Bei der Internationalen Fernmeldebehörde gingen erwartungsgemäß Beschwerden der serbischen Seite ein, die diejenigen Nachbarländer, die die Installation der UKW-Kette geduldet hatten, der Verletzung des internationalen Rechts beschuldigten.

Nach westlich-demokratischer Überzeugung ist die Erhaltung des „free flow of information" in Staaten, in denen das Recht auf den freien Zugang zu Informationen unterdrückt wird, sicherlich höher zu werten als die Respektierung von internationalen Telekommunikationsgesetzen. Dennoch ist die Frage zu stellen, ob und unter welchen Randbedingungen Gesetze, die den Nachrichtenfluss regeln, ignoriert werden dürfen, insbesondere bei genauerer Analyse der politischen und wirtschaftlichen Interessenlagen.

Wie erwartet, versuchte die jugoslawische Regierung in manchen Orten die Sendungen zu blockieren, indem sie auf gleicher Frequenz ein Störgeräusch sendete. Das gelang teilweise auch in Belgrad, solange die eigenen Sendeeinrichtungen, die bekanntermaßen eines der Hauptziele der NATO-Luftangriffe waren, nicht zerstört waren.

Die Vereinigten Staaten setzten zu Beginn des Kosovo-Krieges ein weiteres technisches Hilfsmittel ein, um der Kontrolle der lokalen Medien durch das Belgrader Regime entgegenzuwirken. Am 6. April 1999 informierte das Pentagon in einer Pressemitteilung, dass die US-Streitkräfte begonnen hätten, Radio- und Fernsehprogramme von einem Flugzeug über Jugoslawien abzustrahlen.

Da zudem bekannt war, dass auf dem Balkan viele Satellitenspiegel auf die beliebten Astra-Satelliten ausgerichtet sind, wurde als zusätzlicher Verbreitungsweg bei diesem Anbieter ein Radiokanal angemietet. Die technische Organisation übernahm die DW. Über die Einrichtungen des Ostdeutschen Rundfunks Brandenburg (ORB) wurde das Signal auf einen analogen Tonunterträger des Satelliten Astra 1b platziert, der große Teile Südosteuropas ausleuchtet. Damit war der internationale Rundfunk sowohl terrestrisch als auch über Satellit auf dem Balkan präsent.

Perspektive Digitalisierung

Alle beschriebenen Sendeschienen haben, wie eingangs schon erwähnt, ihre Vorzüge und Nachteile. Ein technischer Übertragungsweg wird allerdings auch für die nächsten Jahrzehnte nicht wegzudenken sein für die Versorgung von Krisengebieten: die Kurzwelle. Wenn sich die Digitalisierung der Kurzwelle durchgesetzt haben wird, wird damit auch ihre häufig kritisierte Empfangsqualität beseitigt sein. Erste digitale Testsendungen haben bestätigt, dass eine Empfangsqualität erreichbar ist, die durchaus mit der eines Mono-Kanals auf UKW verglichen werden kann. Damit wird die Kurzwelle – nicht nur für das Krisenradio – weiterhin ein wichtiges Instrument des internationalen Rundfunks bleiben.

Oliver Zöllner

Auswahlbibliographie
zu Kriegen, Konflikten, Medien und Journalismus
(Schwerpunkt ab 1980)

Adams, Valerie (1986): The Media and the Falklands Campaign. Basingstoke, London: Macmillan.

Allen, Tim/Seaton, Jean (eds.) (1999): The Media of Conflict. War Reporting and Representations of Ethnic Violence. London, New York: Zed Books.

Amanpour, Christiane (2001): *Arbeitsleben in Angst.* In: Message, 2. Quartal, S. 32–37.

Arnett, Peter (1995): Live From the Battlefield. From Vietnam to Baghdad. 35 Years in the World's War Zones. London: Corgi.

Arnett, Peter (1999): *„Detached, detailed, accurate".* In: Message, Nr. 1, S. 60–63.

Atkinson, Philippa (1999): *Deconstructing Media Mythologies of Ethnic War in Liberia.* In: Tim Allen/Jean Seaton (eds.): The Media of Conflict. War Reporting and Representations of Ethnic Violence. London, New York: Zed Books, S. 192–218.

Banks, Marcus/Murray, Monica Wolfe (1999): *Ethnicity and Reports of the 1992–95 Bosnian Conflict.* In: Tim Allen/Jean Seaton (eds.): The Media of Conflict. War Reporting and Representations of Ethnic Violence. London, New York: Zed Books, S. 147–161.

Baroody, Judith Raine (1998): Media Access and the Military. The Case of the Gulf War. Lanham: University Press of America.

Baudrillard, Jean (1991): La guerre du Golfe n'a pas eu lieu. Paris: Galilée.

Becker, Jörg (2000): Literatur zum Themenschwerpunkt [„Medien und Krieg"]. In: Vierteljahresschrift für Sicherheit und Frieden, 18. Jahrg., Nr. 3, S. 258–263.

Beham, Mira (1996): Kriegstrommeln. Medien, Krieg und Politik. München: dtv.

Beham, Mira (2000): *Der Informationskrieg um das Kosovo.* In: Vierteljahresschrift für Sicherheit und Frieden, 18. Jahrg., Nr. 3, S. 218–226.

Bernhard, Nancy E. (1999): U. S. Television News and Cold War Propaganda. Cambridge, New York: Cambridge University Press.

Biasio, Fabian (2000): *Wo Menschenleben wenig zählen. Bildjournalismus im Krieg.* In: Vierteljahresschrift für Sicherheit und Frieden, 18. Jahrg., Nr. 3, S. 248–252.

Bierdel, Elias/Werth, Mathias (2001): *„Wieso spricht der von KZ?"* Streitgespräch [moderiert von Martin Niggeschmidt]. In: Message, 2. Quartal, S. 16–23.

Bohlen, Andreas (1994): Die sanfte Offensive. Untersuchungen zur Verwendung politischer Euphemismen in britischen und amerikanischen Printmedien bei der Berichterstattung über den Golfkrieg im Spannungsfeld zwischen Verwendung und Mißbrauch der Sprache. Frankfurt am Main u. a.: Lang (= Aspekte der englischen Geistes- und Kulturgeschichte, Band 27).

Brase, Jörg (2000): *Die Informationspolitik der Regierung Milošević.* In: ZDF-Jahrbuch 1999. Mainz: ZDF, S. 81–82.

Braun, Rainer (2000): *Weichgespülte Analyse. „Krieg mit Bildern": Die 33. Mainzer Tage der Fernsehkritik.* In: Funkkorrespondenz, 48. Jahrg., Nr. 21, S. 3–5.

Bresser, Klaus (1991): *Nur ein Ausschnitt aus der Wirklichkeit. Berichterstattung über den Golfkrieg im Fernsehen.* In: ZDF-Jahrbuch '90. Mainz: ZDF, S. 67–71.

Brieger, Norbert (1988): *Der Krieg begann am Feiertag.* In: Rudolf Radke (Hrsg.): Der Krieg begann am Feiertag. ZDF-Korrespondenten berichten über unsere Welt im Wandel. Freiburg u. a.: Herder, S. 42–58.

Büttner, Christian (1998): *Bleibt dran, Jungs. Die ganze Welt hört euch zu! Mit Kriegsnachrichten zum Frieden?* In: TV Diskurs, Nr. 6, S. 92–101.

Burmeister, Thomas (1999): *Ohne Erfahrungen und Kontakte wäre man verloren.* In: Message, Nr. 1, S. 40–41.

Bussemer, Thymian (1999): *Der Kosovo-Krieg und die Medien. Info-Desaster oder Punktsieg des Journalismus?* In: Vorgänge, 38. Jahrg., Nr. 3 (147), S. 1–10.

Carruthers, Susan L. (2000): The Media at War. Communication and Conflict in the 20th Century. London: Macmillan.

Caryl, Christian/Simonow, Alexej (2000): *Unterdrückte Wahrheiten. Wie Journalisten aus dem zweiten Tschetschenien-Krieg herausgehalten werden. Christian Caryl und Alexej Simonow im Index on Censorship.* In: Frankfurter Rundschau, 56. Jahrg., Nr. 49, S. 7.

Denton, Robert E. (ed.) (1993): The Media and the Persian Gulf War. Westport, London: Praeger.

Descamps, Philippe (2001): *Entscheidende Niederlage.* In: Message, 2. Quartal, S. 30–31.

Duve, Freimut (2000): *There Is A War Going And Everyone Is Watching.* In: Organization for Security and Co-operation in Europe (OSCE)/Office of the Representative on Freedom of the Media (ed.): Freedom and Responsibility. Yearbook 1999/2000. What We Have Done, Why We Do It – Texts, Reports, Essays, NGOs. Vienna: OSCE, S. 115–123.

Ehlers, Renate (1991): *Fernseh- und Radionutzung während des Golfkrieges.* In: Media Perspektiven, Nr. 5, S. 333–337.

Filipović, Miroslav (2000): *Ich fühle mich keineswegs als Held, ich habe nur meine Arbeit getan. Nichts als die grausame Wahrheit: Es gibt Greuel und Verbrechen auf dem Balkan, von denen wir nicht schweigen dürfen.* In: Frankfurter Allgemeine Zeitung, 52. Jahrg., Nr. 247, 24. 10. 2000, S. 56.

Filk, Christian (1995): *Der zweite Golfkrieg. Zum sozialen, kulturellen, historischen, politischen, medialen sowie ethischen Kontext [Bibliographie].* In: Rundfunk und Geschichte, 21. Jahrg., Nr. 2/3, S. 174–185.

Filk, Christian (1999): *Symbolische Politik, historische Analogien, Bilderkrieg. Performanzen des Kosovo-Kriegs in den Medien.* In: Rundfunk und Geschichte, 25. Jahrg., Nr. 4, S. 263–267.

Fleury-Vilatte, Béatrice (ed.) (1992): Les médias et la guerre du Golfe. Nancy: Presses Universitaires de Nancy.

Flottau, Renate (1999): *Manchmal wird Berichterstattung zum moralischen Fragezeichen.* In: Message, Nr. 1, S. 50–51.

Foggensteiner, Alexander (1993): Reporter im Krieg. Was sie denken, was sie fühlen, wie sie arbeiten. Wien: Picus.

Fried, Nico (2000): *Wer zu viel fragt, lebt gefährlich. Reportern droht nicht nur in Kriegsgebieten Gewalt. OSZE will Journalisten besser schützen.* In: Süddeutsche Zeitung, 56. Jg., Nr. 257, S. 8.

Gelhard, Susanne (1993): *Vor allem Krieg. Die Berichterstattung des Studios Wien.* In: ZDF-Jahrbuch '92. Mainz: ZDF, S. 101–105.

Gellhorn, Martha (1994): *The Invasion of Panama*. In: The Best of Granta Reportage. London: Granta Books, S. 267–287.

Goff, Peter (ed.) (1999): The Kosovo News and Propaganda War. Vienna: International Press Institute.

Gow, James/Paterson, Richard/Preston, Alison (eds.) (1996): Bosnia by Television. London: British Film Institute.

Greenberg, Bradley S./Gantz, Walter (eds.) (1993): Desert Storm and the Mass Media. Cresskill (N. J.): Hampton Press.

Grewenig, Adi (Hrsg.) (1993): Inszenierte Information. Politik und strategische Kommunikation in den Medien. Opladen: Westdeutscher Verlag.

Grimm, Jürgen (1997): *Informationsleistungen von Medien in Krisenzeiten. Anomalien des Zuschauerverhaltens während des Golfkriegs*. In: Christof Barth/Christian Schröter (Hrsg.): Radioperspektiven. Strukturen und Programme. Baden-Baden: Nomos (= Südwestfunk-Medienforschung, Band 3), S. 211–229.

Günther, Inge (2000): *Im Krieg bleibt die Wahrheit auf der Strecke. Wie israelische und palästinensische Medien sich instrumentalisieren lassen*. In: Frankfurter Rundschau, 56. Jahrg., Nr. 281, S. 24.

Günther, Inge (2001): *Schüsse auf Reporter. Israels Armee nimmt wenig Rücksicht auf Journalisten*. In: Frankfurter Rundschau, 57. Jahrg., Nr. 119, S. 22.

Halliday, Fred (1999): *Manipulation and Limits. Media Coverage of the Gulf War, 1990–91*. In: Tim Allen/Jean Seaton (eds.): The Media of Conflict. War Reporting and Representations of Ethnic Violence. London, New York: Zed Books, S. 127–146.

Hallin, Daniel C. (1986): The „Uncensored War." The Media and Vietnam. Berkeley, London: University of California Press.

Hammond, William A. (1998): Reporting Vietnam. Media and Military at War. Lawrence: University Press of Kansas.

Hanfeld, Michael (1999): *Das „Nach-Bild" des Krieges. Bericht aus der Etappe: Wie das deutsche Fernsehen über den Kosovo-Konflikt berichtete*. In: Arbeitsgemeinschaft der Landesmedienanstalten (Hrsg.): Programmbericht zur Lage und Entwicklung des Fernsehens in Deutschland 1998/99. Berlin: Ullstein, S. 11–16.

Harris, Robert (1983): Gotcha! The Media, the Government, and the Falklands Crisis. London: Faber.

Hartwig, Stefan (1999): Konflikt und Kommunikation. Berichterstattung, Medienarbeit und Propaganda in internationalen Konflikten vom Krimkrieg bis zum Kosovo. Münster u. a.: Lit-Verlag.

Hesse, Kurt R. (1991): Gulf War as Media Event. The Bewilderment in Germany. Bamberg: Univ., Forschungsstelle für Kommunikationspolitik (= Analysen und Synthesen, Band 4).

Hörburger, Christian (1996): Krieg im Fernsehen. Didaktische Materialien und Analysen für die Medienerziehung. Tübingen: Verein für Friedenspädagogik.

Holm, Kerstin (2000): *Psycho. Die Kriegszensur in Russland*. In: Frankfurter Allgemeine Zeitung, 52. Jahrg., Nr. 26, S. 56.

Hooper, Alan (1982): The Military and the Media. Aldershot: Gower.

Hoppe, Fritz Peter/Schurig, Gerhard (Hrsg.) (1989): „… wahr muß es sein." Militär und Journalismus in zwei Jahrhunderten. Herford, Bonn: Mittler.

Hudson, Miles/Stanier, John (1997): War and the Media. A Random Searchlight. Stroud: Sutton.

Imhof, Christiane (1997): *Fernseh- und Radionutzung in politischen Krisenzeiten.* In: Christof Barth/Christian Schröter (Hrsg.): Radioperspektiven. Strukturen und Programme. Baden-Baden: Nomos (= Südwestfunk-Medienforschung, Band 3), S. 231–238.

Imhof, Kurt/Schulz, Peter (Hrsg.) (1995): Medien und Krieg – Krieg in den Medien. Zürich: Seismo (= Mediensymposium Luzern, Band 1).

Informationen in den Zeiten des Krieges. *Auch der Kosovo-Krieg produzierte altbekannte Muster im Umgang mit Quellen und Informationen.* In: Message, Nr. 1 (1999), S. 10–11.

Jäger, Susanne (2000): Tatsachenbehauptungen und Meinungen. Kognitive Repräsentationen des Bosnien-Konfliktes in der westlichen Kriegsberichterstattung. Konstanz: Univ., Projektgruppe Friedensforschung (= Diskussionsbeiträge der Projektgruppe Friedensforschung, Nr. 50).

Jensen, Robert (1992): *Fighting Objectivity. The Illusion of Journalistic Neutrality in Coverage of the Persian Gulf War.* In: Journal of Communication Inquiry, Vol. 16, No. 1, S. 20–32.

Jung, Harald (1988): *Zwischen den Fronten in Mittelamerika.* In: Rudolf Radke (Hrsg.): Der Krieg begann am Feiertag. ZDF-Korrespondenten berichten über unsere Welt im Wandel. Freiburg u. a.: Herder, S. 159–170.

Kapuściński, Ryszard (1991): Der Fußballkrieg. Reportagen aus der Dritten Welt. Frankfurt am Main: Eichborn.

Kapuściński, Ryszard (1994): Wieder ein Tag Leben. Innenansichten eines Bürgerkriegs. Frankfurt am Main: Eichborn.

Kapuściński, Ryszard (1999): Afrikanisches Fieber. Erfahrungen aus vierzig Jahren. Frankfurt am Main: Eichborn.

Kapuściński, Ryszard (2000): Die Welt im Notizbuch. Frankfurt am Main: Eichborn.

Kaufmann, Stefan (1996): Kommunikationstechnik und Kriegführung 1815–1945. Stufen telemedialer Rüstung. München: Fink.

Katz, Jon (1999): *Der Mythos vom Internetkrieg.* In: Message, Nr. 1, S. 64–67.

Kellner, Douglas (1992): The Persian Gulf TV War. Boulder, Oxford: Westview Press.

Kempf, Wilhelm (Hrsg.) (1994): Manipulierte Wirklichkeiten. Medienpsychologische Untersuchungen der bundesdeutschen Presseberichterstattung im Golfkrieg. Münster, Hamburg: Lit-Verlag (= Friedenspsychologie, Band 1).

Kempf, Wilhelm (1996): Gulf War Revisited. A Comparative Study of the Gulf War Coverage in American and European Media. Konstanz: Univ., Projektgruppe Friedensforschung (= Diskussionsbeiträge der Projektgruppe Friedensforschung, Nr. 34).

Kielinger, Thomas (2000): *Wer war hinter dem Stacheldraht? Ein Prozess in London um Fernsehbilder aus einem bosnischen Lager.* In: Die Welt, 55. Jahrg., Nr. 52, S. 33.

Kienzle, Ulrich (1991): *Medienkrieg – Die Golfkrise und das Fernsehen.* In: ZDF-Jahrbuch '90. Mainz: ZDF, S. 72–77.

Kirschke, Linda (2000): *Multiparty Transitions, Elite Manipulation and the Media: Reassessing the Rwandan Genocide.* In: Vierteljahresschrift für Sicherheit und Frieden, 18. Jahrg., Nr. 3, S. 238–244.

Kleinsteuber, Hans J. (2000): *Kriegsberichterstatter: Phantasien und Realitäten.* In: Vierteljahresschrift für Sicherheit und Frieden, 18. Jahrg., Nr. 3, S. 244–247.

Knightley, Phillip (1975): The First Casualty. From the Crimea to Vietnam: The War Correspondent as Hero, Propagandist, and Myth Maker. New York: Harcourt Brace Jovanovich.

Knott-Wolf, Brigitte (2000): *Was macht das Fernsehen mit dem Krieg? Ein Medium zwischen Macht und Ohnmacht.* In: Funkkorrespondenz, 48. Jahrg., Nr. 19/20, S. 3–9.

Knott-Wolf, Brigitte (2001): *Schwierigkeiten mit der Wahrheit. WDR-Film zum Nato-Einsatz im Kosovo sorgt für Aufregung.* In: Funkkorrespondenz, 49. Jahrg., Nr. 12, S. 3–7.

Kohring, Matthias/Görke, Alexander/Ruhrmann, Georg (1996): *Konflikte, Kriege, Katastrophen. Zur Funktion internationaler Krisenkommunikation.* In: Miriam Meckel/Markus Kriener (Hrsg.): Internationale Kommunikation. Eine Einführung. Opladen: Westdeutscher Verlag, S. 283–298.

Koll, Hans Georg (2000): *Katastrophen und Kalaschnikoffs. Hörfunk-Berichte aus Afrika: Das Zivile bleibt weitgehend außen vor.* In: Funkkorrespondenz, 48. Jahrg., Nr. 26, S. 5–9.

„Kollateral-Schaden würde ich heute nicht mehr sagen". *Jamie Shea über Wahrheit und Propaganda während des Kosovo-Krieges: Realität nicht hinter Militär-Jargon verstecken.* In: Frankfurter Rundschau, 56. Jahrg., Nr. 72, S. 12.

Kommerell, Kathrin/Fasel, Christoph (1999): *Von der dreifachen Wahrheit.* In: Message, Nr. 1, S. 38–51.

Koschwitz, Hansjürgen (1992): *Das Versagen der Abschreckung im Golfkonflikt – ein Lehrstück in „öffentlicher Diplomatie".* In: Publizistik, 37. Jahrg., Nr. 3, S. 331–345.

Kriwulin, Viktor (2000): *Schießen Sie auf den Journalisten. Die Lügen der Russen: Wie Generäle gegen Reporter Babizki kämpfen.* In: Frankfurter Allgemeine Zeitung, 52. Jahrg., Nr. 49, S. 49.

Kunczik, Michael (1991): *Kontrollierte Nachrichtenübermittlung und Zensur. Über Kriegs-PR und Kriegsberichterstattung.* In: Das Parlament, 41. Jahrg., Nr. 17, S. 15.

Kunczik, Michael (1998): *Die „Seiltänzer" in Krisengebieten. Auslandberichterstattung im Fernsehen.* In: Hermann Fünfgeld (Hrsg.): Von außen besehen. Markenzeichen des Süddeutschen Rundfunks. Stuttgart: SDR (= Südfunk-Hefte, Band 25), S. 317–342.

Kunczik, Michael (1999a): *Wie man Feindbilder aufbaut.* In: Message, Nr. 1, S. 12–18.

Kunczik, Michael (1999b): *Sprache des Krieges. Geschichte der paradoxen Kommunikation.* In: Universitas, 54. Jahrg., Nr. 5 (635), S. 420–432.

Lazarov, Risto (1997): Media and Intra-State Conflict in Macedonia. Düsseldorf: Europäisches Medieninstitut.

Leder, Dietrich (1999): *Bilder zwischen den Fronten – die Dramaturgie des Krieges im Fernsehen.* In: Unabhängige Landesanstalt für das Rundfunkwesen (Hrsg.): Kamera im Konflikt. Berichterstattung über bewaffnete Konflikte zwischen Information und Sensation. Kiel: ULR 1999, S. 9–30.

Leslie, Paul (ed.) (1997): The Gulf War as Popular Entertainment. An Analysis of the Military-Industrial Media Complex. Lewiston: Mellen.

Lerg, Winfried B. (1992): *Geschichte der Kriegsberichterstattung. Ein Literaturbericht.* In: Publizistik, 37. Jahrg., Nr. 3, S. 405–422.

Lichte, Bernhard (1999): *Krieg mit Bildern – Kosovo: Schlaglicht '98.* In: ZDF-Jahrbuch '98. Mainz: ZDF, S. 127–128.

Liedtke, Anja (1994): Zur Sprache der Berichterstattung in den Kriegen am Golf und in Jugoslawien. Frankfurt am Main u. a.: Lang (= Europäische Hochschulschriften, Reihe 1, Band 1461).

Lindlau, Dagobert (1990): *Das Krankheitsbild des modernen Journalismus. Diagnose der Rumänienberichterstattung.* In: Rundfunk und Fernsehen, 38. Jahrg., Nr. 4, S. 430–436.

Löffelholz, Martin (Hrsg.) (1993): Krieg als Medienereignis. Grundlagen und Perspektiven der Krisenkommunikation. Opladen: Westdeutscher Verlag.

Maass, Peter (1996): Love Thy Neighbor. A Story of War. New York: Knopf [dt.: Die Sache mit dem Krieg. Bosnien von 1992 bis Dayton. München: Knesebeck 1997].

MacArthur, John R. (1992): Second Front. Censorship and Propaganda in the Gulf War. New York: Hill and Wang [dt.: Die Schlacht der Lügen. Wie die USA den Golfkrieg verkauften. München: dtv 1993].

McCormack, Gillian (ed.) (1999): Media and Conflict in the Transcaucasus. Düsseldorf: Europäisches Medieninstitut.

McNulty, Mel (1999): *Media Ethnicization and the International Response to War and Genocide in Rwanda.* In: Tim Allen/Jean Seaton (eds.): The Media of Conflict. War Reporting and Representations of Ethnic Violence. London, New York: Zed Books, S. 268–286.

McPherson, William (1994): *In Romania.* In: The Best of Granta Reportage. London: Granta Books, S. 289–328.

Meyn, Hermann (2000): *Informationen mit Fragezeichen. Kosovo-Krieg und die Medien.* In: Journalist, 50. Jahrg., Nr. 2, S. 15 ff.

Michel, Elke (2001): *Die Angst lässt einen nie los. Von Sarajevo nach Ramallah. Wie sich eine Fernseh-Reporterin dem Krieg annäherte.* In: Die Zeit, 56. Jahrg., Nr. 28, S. 67.

Mikich, Sonja (1997): *Düstere Lektionen. Über ihre Arbeit als Kriegsberichterstatterin.* In: Westdeutscher Rundfunk (Hrsg.): Jahresbericht 1996. Köln: WDR, S. 48–49.

Miller, David (1994): Don't Mention the War. Northern Ireland, Propaganda, and the Media. London: Pluto Press.

Moorcraft, Paul L. (1995): What the Hell Am I Doing Here? Travels with an Occasional War Correspondent. London: Brassey's.

Morhart, Claus (2000): *Schwarz, weiß, grau. Die „Mainzer Tage" zum „Krieg mit Bildern".* In: epd medien, 53. Jahrg., Nr. 40, S. 3–5.

Moritz, Tino (2001): *Operation Feindbild.* In: Message, 2. Quartal, S. 24–29.

Morrison, David E./Tumber, Howard (1988): Journalists at War. The Dynamics of News Reporting During the Falklands Conflict. London u. a.: Sage.

Müller-Ullrich, Burkhard (1996): Medienmärchen. Gesinnungstäter im Journalismus. München: Blessing.

Navarro Ramil, Beatriz (1995): Der Krieg am Golf und seine Präsentation im Fernsehen. Eine Wort- und Bildanalyse. Coppengrave: Coppi-Verlag (= Aufsätze zu Film und Fernsehen, Band 14).

Nohrstedt, Stig A./Ottosen, Rune (eds.) (2000): Gulf War, National News Discourses and Globalization. Göteborg: Nordicom (= Journalism and the New World Order, Vol. 1).

Oldhaver, Mathias (2000): *Zwischen Zensur und Entertainment: Die deutschen Medien im 2. Golfkrieg.* In: Vierteljahresschrift für Sicherheit und Frieden, 18. Jahrg., Nr. 3, S. 227–232.

Olschewski, Malte (1993): Krieg als Show. Die neue Weltinformationsordnung. 2. Auflage. Wien: Edition LOG International (= LOG-Buch, Band 14).

Ondracek, Christian (2001): *Official Source Industry. Kriegsberichterstattung.* In: Message, 2. Quartal, S. 112–117.

Oswald, Ansgar (2000): *Quoten-Front. Auf der Jagd nach der besten Story oder dem beeindruckendsten Foto lassen Journalisten in Kriegsgebieten immer häufiger ihr Leben. Steckt der Kriegsjournalismus in der Krise? Kriegsreport, Teil I.* In: Medium-Magazin, 15. Jahrg., Nr. 7, S. 42–43.

Papendieck, Hans-Anton (1997): *Katastrophenjournalismus.* In: Jörg Calließ (Hrsg.): „Das erste Opfer eines Krieges ist die Wahrheit" oder die Medien zwischen Kriegsberichterstattung und Friedensberichterstattung. Loccum: Evangelische Akademie, S. 19–26.

Pawson, Lara (1999): *Nur der Augenzeuge kennt die Wahrheit.* In: Message, Nr. 1, S. 44.

Pedelty, Mark (1995): War Stories. The Culture of Foreign Correspondents. New York, London: Routledge.

Pesić, Milica (1999): *Selbstzensur aus Patriotismus.* In: Message, Nr. 1, S. 22–25.

Pejić, Nenad (1998): Media's Responsibility for the War in Former Yugoslavia. Trier: Zentrum für Europäische Studien (= Schriftenreihe des Zentrums für Europäische Studien, Band 31).

Piotrowski, Christa (2000): *US-Kriegsreporter am Gängelband des Pentagons. Die Rolle der Medien 25 Jahre nach dem Vietnamkrieg.* In: Neue Zürcher Zeitung, 221. Jahrg., Nr. 99, S. 36.

Pristavkin, Anatoli (2000): *Unterdrückte Wahrheiten. Über die Entstehung von Feindbildern und die Rolle der Medien im Tschetschenien-Krieg.* In: Frankfurter Rundschau, 56. Jahrg., Nr. 100, S. 7.

Pristavkin, Anatoly (2000): *Chechnya – A Country At War. The Most Terrible Cold Is The Cold Of A Soldier's Death.* In: Organization for Security and Co-operation in Europe (OSCE)/ Office of the Representative on Freedom of the Media (ed.): Freedom and Responsibility. Yearbook 1999/2000. What We Have Done, Why We Do It – Texts, Reports, Essays, NGOs. Vienna: OSCE, S. 105–113.

Prümm, Karl (1999): *Wo ist die Wahrheit? Der Kosovo-Krieg und die Medien. Ein Rückblick.* In: epd medien, 52. Jahrg., Nr. 72, S. 4–10.

Prümm, Karl (2000a): *Waffengänge. Medien in Kriegszeiten.* In: Journalist, 50. Jahrg., Nr. 2, S. 15 ff.

Prümm, Karl (2000b): *Vom Wegschauen. Der Tschetschenien-Krieg im Fernsehen.* In: epd medien, 53. Jahrg., Nr. 18, S. 3–6.

Reljić, Dušan (1998): Killing screens. Medien in Zeiten von Konflikten. Eine Studie des Europäischen Medieninstituts mit Unterstützung der Europäischen Kulturstiftung Amsterdam. Düsseldorf: Droste.

Rettelbach, Harald (2001): „*Die Leute hier fühlen sich missbraucht*". In: Message, 2. Quartal, S. 22–23.

Richter, Simone (1999): Journalisten zwischen den Fronten. Kriegsberichterstattung am Beispiel Jugoslawien. Opladen: Westdeutscher Verlag.

Roth, Michael P./Olson, James S. (eds.) (1997): Historical Dictionary of War Journalism. Westport, London: Greenwood Press.

Sadkovich, James J. (1998): The U. S. Media and Yugoslavia, 1991–1995. Westport, London: Praeger.

Sager, Dirk (1997): *Rußland in der Krise.* In: ZDF-Jahrbuch '96. Mainz: ZDF, S. 104–107.

Sartorius, Peter (1996): *Grenzen der Profession.* In: Journalist, 46. Jahrgang, Nr. 1, S. 15–16.

Sartorius, Peter (1997): Seiltanz über den Fronten. Als Augenzeuge bei Krisen, Kriegen, Katastrophen. Konstanz: UVK (= Druck-Sache, Band 3).

Scheicher, Hans (1988): *Beirut – Vom Frieden spricht keiner mehr.* In: Rudolf Radke (Hrsg.): Der Krieg begann am Feiertag. ZDF-Korrespondenten berichten über unsere Welt im Wandel. Freiburg u. a.: Herder, S. 59–75.

Schiemann, Hans (2000): *Im Fadenkreuz – Journalisten in Krisengebieten.* In: Bundesverband Deutscher Zeitungsverleger (Hrsg.): Zeitungen 2000. Berlin: BDZV, S. 145–158.

Simpson, John (1994): *Tiananmen Square.* In: The Best of Granta Reportage. London: Granta Books, S. 257–266.

Schmitz, Michael (1992): *Europa und der Krieg in Jugoslawien. Der Korrespondent als Zeuge: Beobachtungen zwischen Politik und Krieg.* In: ZDF-Jahrbuch '91. Mainz: ZDF, S. 171–177.

Schneider, Irmela (2000): *Kriegserklärung. Die Beobachtung der Beobachtung: eine Vorstellung.* In: epd medien, 53. Jahrg., Nr. 29, S. 9–14.

Schwilk, Heimo (1991): Was man uns verschwieg. Der Golfkrieg in der Zensur. Frankfurt am Main, Berlin: Ullstein.

Seaton, Jean (1999): *The New ‚Ethnic' Wars and the Media.* In: Tim Allen/Jean Seaton (eds.): The Media of Conflict. War Reporting and Representations of Ethnic Violence. London, New York: Zed Books, S. 43–63.

Shea, Jamie (2000): *Die Kosovo-Krise und die Medien. Reflexionen eines NATO-Sprechers (1. und 2. Teil).* In: Behörden-Spiegel, Mai und Juni, Beilage „Beschaffung Special". [Abgedruckt auch in: Vierteljahresschrift für Sicherheit und Frieden, 18. Jahrg., Nr. 3, S. 208–217.]

Simon, Jutta (1991): „Die Wahrheit ist das erste Opfer eines Krieges." *Kriegsschauplätze als Medienereignisse: Auswahlbibliographie.* In: Rundfunk und Fernsehen, 39. Jahrg., Nr. 2, S. 276–280.

Smidt, Wolbert (2000): *Äthiopisch-eritreische Kriegsführung in den Medien.* In: Vierteljahresschrift für Sicherheit und Frieden, 18. Jahrg., Nr. 3, S. 233–238.

Smith, Hedrick (ed.) (1992): The Media and the Gulf War. Washington, D. C.: Seven Locks Press.

Smith, Perry M. (1991): How CNN Fought the War. A View From the Inside. New York: Carol.

Soley, Lawrence (1993): *Clandestine Radio and the End of the Cold War.* In: Media Studies Journal, Vol. 7, No. 3, S. 129–138.

Sparre, Kisten (2000): *Conceptualising changes in war reporting.* In: Vierteljahresschrift für Sicherheit und Frieden, 18. Jahrg., Nr. 3, S. 252–258.

Styan, David (1999): *Misrepresenting Ethiopia and the Horn of Africa? Constraints and Dilemmas of Current Reporting.* In: Tim Allen/Jean Seaton (eds.): The Media of Conflict. War Reporting and Representations of Ethnic Violence. London, New York: Zed Books, S. 287–304.

Taylor, John (1998): Body Horror. Photojournalism, Catastrophe and War. Manchester, New York: Manchester University Press.

Taylor, Philip M. (1993): War and the Media. Propaganda and Persuasion in the Gulf War. Manchester, New York: Manchester University Press.

Thompson, Mark (1999): Forging War. The Media in Serbia, Croatia, Bosnia and Hercegovina. Revised and expanded ed. Luton: University of Luton Press.

Thrall, A. Trevor (2000): War in the Media Age. Cresskill (N. J.): Hampton Press.

Thumann, Michael (2000): *Die zweite Front. Wie Moskau Journalisten in Tschetschenien bekämpft.* In: Die Zeit, 52. Jahrg., Nr. 5, S. 11.

Tinaye-Tehrani, Ali (1994): Der irakisch-iranische Krieg vom September 1980 bis zum August 1988: zur Möglichkeit einer Einflußnahme der Bundesrepublik Deutschland auf die Außenpolitik Irans während des Krieges sowie eine Untersuchung der Darstellung des Krieges in der bundesrepublikanischen Presse. Marburg: Univ., Phil. Diss.

Tschertschessow, Alan (2000): *Die Stunde der Bestie. Informationskrieg um Tschetschenien.* In: Frankfurter Allgemeine Zeitung, 52. Jahrg., Nr. 98, S. 53.

Ulfkotte, Udo (2001): So lügen Journalisten. Der Kampf um Quoten und Auflagen. München: Bertelsmann.

Verheugen, Günter (1997): *Krisenradio – die Zukunft der Kurzwelle?* In: Zeitschrift für Kulturaustausch, 46. Jahrg., Nr. 3, S. 31–36.

Villiers, Gérard de (1993): Mes carnets de grand reporter. Paris: Editions Filipacchi.

Virilio, Paul (1991): L'écran du désert. Chroniques de guerre. Paris: Galilée [dt.: Krieg und Fernsehen. München, Wien: Hanser 1993].

Vollmer, Gabriele Charlotte Hedwig (1994): Polarisierung in der Kriegsberichterstattung. Inhaltsanalytische Untersuchung bundesdeutscher Tageszeitungen am Beispiel des Jugoslawienkrieges. Münster: Univ., Phil. Diss.

Weilnböck, Harald (1997): *Vorm Karren der Militärs. Die Medien sind zum Mittel der Kriegsführung geworden.* In: Evangelische Kommentare, 30. Jahrg., Nr. 4, S. 206–208.

Wie informativ ist die Berichterstattung über bewaffnete Konflikte – wie sensationell darf sie sein? [Podiumsdiskussion; Moderation: Volker Lilienthal] In: Unabhängige Landesanstalt für das Rundfunkwesen (Hrsg.): Kamera im Konflikt. Berichterstattung über bewaffnete Konflikte zwischen Information und Sensation. Kiel: ULR 1999, S. 31–63.

Wiener, Robert (1992): Live from Baghdad. Gathering News at Ground Zero. New York: Doubleday.

Wilke, Jürgen (ed.) (1998): Propaganda in the 20th Century. Contributions to its History. Cresskill (N. J.): Hampton Press.

Wilke, Jürgen (1999): *Informationsverbreitung und Informationsnutzung im Wandel der Zeit.* In: Gunnar Roters/Walter Klingler/Maria Gerhards (Hrsg.): Information und Informationsrezeption. Baden-Baden: Nomos (= Forum Medienrezeption, Band 3), S. 49–61.

Windrich, Elaine (1992): The Cold War Guerilla. Jonas Savimbi, the U.S. Media, and the Angolan War. New York, London: Greenwood Press.

Wolfsfeld, Gadi (1997): Media and Political Conflict. News from the Middle East. Cambridge, New York: Cambridge University Press.

Zelizer, Barbie (1992): *CNN, the Gulf War, and Journalistic Practice.* In: Journal of Communication, Vol. 42, No. 1, S. 66–81.

Zivković, Ivana/Popović, Lidija (2000): *Report on The Media in the Federal Republic of Yugoslavia.* In: Organization for Security and Co-operation in Europe (OSCE)/Office of the Representative on Freedom of the Media (ed.): Freedom and Responsibility. Yearbook 1999/2000. What We Have Done, Why We Do It – Texts, Reports, Essays, NGOs. Vienna: OSCE, S. 81–103.

Die Autoren

Bereket, Amanuel, geboren 1941 in Addis Abeba, Äthiopien. Ausbildung und Tätigkeit als Lehrer. 1963–72 Mitarbeiter und Redakteur des Privatsenders „Voice of the Gospel" in Addis Abeba. Teilnahme an einer internationalen Journalistenausbildung in Kenia. Seit 1972 Redakteur im Amharischen Programm der Deutschen Welle, seit 1988 auch dessen Chef vom Dienst.

Bogale, Mekuria, geboren 1940 in Bale-Goba, Äthiopien. Studium und Ausübung des Lehramtes. 1962 Übersiedlung nach Deutschland. Studium der Betriebswirtschaft an der Universität Köln. 1972 Diplom-Kaufmann. 1965–72 freier Mitarbeiter, seit 1973 Übersetzer, Sprecher und Redakteur des Amharischen Programms von DW-radio.

Knott-Wolf, Brigitte, Dr. phil., Jahrgang 1949. Studium der Philosophie und Germanistik in Münster und Konstanz. Staatsexamen 1973, Promotion 1975. 1976–82 Redakteurin, 1983–94 aus familiären Gründen feste freie Mitarbeiterin des Medienfachdienstes „Funkkorrespondenz" in Köln. Seit 1994 freischaffende Fachautorin für Medienthemen.

Kunczik, Michael, Prof. Dr., Jahrgang 1945. Lehrt am Institut für Publizistik der Johannes-Gutenberg-Universität Mainz. Forschungsschwerpunkte: Internationale Kommunikation, Public Relations, Medien und Gewalt.

Löffelholz, Martin, Prof. Dr., geboren 1959. Studium der Kommunikations- und Politikwissenschaft, Soziologie und Europäischen Ethnologie an der Universität Münster. 1984–88 Hörfunk- und Fernsehjournalist. 1988–94 wissenschaftlicher Mitarbeiter an der Universität Münster. 1994–98 Vertretung einer Professur für Journalistik und wissenschaftlicher Angestellter an der Universität Leipzig. Seit 1998 Professor für Medienwissenschaft an der Technischen Universität Ilmenau. Hauptarbeitsgebiete: Kommunikatorforschung, Informationsgesellschaft, transkulturelle Kommunikation, Krisenkommunikation.

Meyn, Hermann, Dr. phil., Jahrgang 1934. Fachjournalist für Medienfragen in Rheinbach bei Bonn. Journalistische Stationen: „Stader Tageblatt", Südwestfunk, RIAS

Berlin, „Der Spiegel" und die Verbandszeitschrift „journalist". 1989–99 Bundesvorsitzender des Deutschen Journalisten-Verbandes. Im Auftrag des Presse- und Informationsamtes der Bundesregierung Referent in postkommunistischen Ländern, mehrfach auch in Jugoslawien und dem Kosovo. Lehrbeauftragter und seit 2001 Honorarprofessor an der Universität Hamburg.

Miroschnikoff, Peter, geboren 1942. Seit 1996 erneut Leiter des Wiener ARD-Studios für Südosteuropa. Zuvor Leiter der Redaktionsgruppe Reportage und Berichte im Bayerischen Fernsehen. „Roving Editor" in Krisen- und Kriegsgebieten. 1973/74 ARD-Nahost-Korrespondent in Tel Aviv, von 1978–87 für die ARD in Südosteuropa.

Philipp, Peter, Jahrgang 1944. Studium der Politologie, Anglistik und Romanistik, Volontariat bei einer Tageszeitung. Ab 1968 für 23 Jahre Korrespondent in Jerusalem („Süddeutsche Zeitung", Deutschlandfunk u. a.). 1991 Rückkehr nach Deutschland und Eintritt in die Redaktion des Deutschlandfunks. 1993 Wechsel zur Deutschen Welle als Leiter der Nah-/Mittelost- (später: Afrika/Nahost-) Redaktion. Seit 1998 Chefkorrespondent und Nahostexperte von DW-radio.

Rediske, Michael, Dr., geboren 1953. Sozialwissenschaftler und Journalist. 1994 Mitgründer und seitdem Sprecher der deutschen Sektion von „Reporter ohne Grenzen" e. V. Mitglied des Deutschen Presserates. Redaktionsleiter bei der Industriegewerkschaft Metall, seit Sommer 2001 Stellvertretender Chefredakteur bei „Agence France Presse" Deutschland.

Roth, Thomas, Jahrgang 1951. Studium der Anglistik und Germanistik in Heidelberg. Seit 1980 Reporter, Redakteur und Moderator beim Süddeutschen Rundfunk. 1988–91 ARD-Studio Johannesburg. 1991/92 Studio Moskau, 1993–95 erneut Korrespondent und schließlich Studioleiter in der russischen Hauptstadt. Anschließend Hörfunkdirektor des Westdeutschen Rundfunks in Köln. Ab 1998 erneut Leiter des ARD-Studios Moskau.

Scholz, Horst, Dipl.-Ing., geboren 1946. Studium der Nachrichtentechnik in Aachen. Seit 1974 bei der Deutschen Welle angestellt, ab 1999 als Leiter der Hauptabteilung Ausstrahlungsmanagement. Tätigkeitsschwerpunkte: Planung der Ausstrahlungen für DW-radio und DW-tv über terrestrische Sender und über Satellit. Mitarbeit in den Studienkommissionen der Internationalen Fernmeldebehörde in Genf. Mitglied der deutschen Delegation bei Weltrundfunkkonferenzen. Seit 1990 Vizevorsitzender des „International High Frequency Co-ordination Committee".

Siebert, Rüdiger, Jahrgang 1944. Journalistenausbildung in Nürnberg, Redakteur bei Zeitungen und Zeitschriften. Seit 1973 bei der Deutschen Welle; seit 1977 Leiter des

Indonesischen Programms von DW-radio. Zahlreiche Buchveröffentlichungen und Publikationen über Südostasien, speziell zu Indonesien.

Spasovska, Verica, geboren 1960 in Skopje/Mazedonien, aufgewachsen im Rheinland. Studium der Slawistik, Germanistik und Südslawistik in Köln. 1987–88 bimediales Volontariat bei der Deutschen Welle, 1988–93 Redakteurin im Deutschen Programm von DW-radio, 1993–95 Redakteurin mit besonderen Aufgaben in den Südosteuropa-Programmen (Kroatisch, Serbisch, Mazedonisch, Slowenisch), ab 1996 Chefin vom Dienst. 1997–2000 Leiterin des Bosnischen Programms, seit Mitte 2000 Chefin vom Dienst von DW-radio/Deutsches Programm.

Wolf, Fritz, Jahrgang 1947, gelernter Österreicher, Fernsehkritiker mit Schwerpunkt Berichterstattung, Dokumentation und Dokumentarfilm. Betreibt mit drei Kollegen ein Journalistenbüro in Düsseldorf. Freiberuflicher Autor für „epd medien", „Süddeutsche Zeitung", „Die Woche" und den Westdeutschen Rundfunk. Regelmäßige Medien-Kolumne in „message" und externer Literaturredakteur für „Galerie" im Handelsblatt. Grimme-Preis-Juror.

Zöllner, Oliver, Dr. phil., Jahrgang 1968. Studium der Publizistik- und Kommunikationswissenschaft in Bochum, Wien und Salzburg. M. A. 1993, Promotion 1996. 1993–96 freier Journalist, 1996–97 Mitarbeiter der Abteilung Unternehmensplanung/Medienforschung des Südwestfunks in Baden-Baden. Seit 1997 Leiter der Medienforschung der Deutschen Welle. Lehraufträge an den Universitäten Paderborn, Düsseldorf und Bochum.

DW-Schriftenreihe

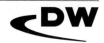

Die Deutsche Welle (DW) gibt ihre Schriftenreihe mit dem Ziel heraus, den deutschen Auslandsrundfunk vor allem im Inland stärker zu positionieren. Die Reihe strebt durch verlässliche Information und strategische Dokumentation eine Profilierung der DW an, die zugleich die Kompetenz des Hauses widerspiegelt. Die verlegerische Betreuung der DW-Schriftenreihe durch den renommierten Berliner Medienverlag VISTAS ist Gewähr dafür, dass die Reihe einer größtmöglichen Fach-Öffentlichkeit bekannt und zugänglich gemacht wird.

DW-Schriftenreihe; Band 1

**DEUTSCHE WELLE – Die Rechtsnormen
des deutschen Auslandsrundfunks**

148 Seiten, A5, 2000
ISBN 3-89158-257-9 DM 30,– ab 1.1. 2002 EURO 15,– (D)

Der Band dokumentiert die für die Deutsche Welle gültigen Rechtsnormen. Er ist zugleich eine wichtige Quelle für alle, die sich in der aktuellen Kontroverse um Finanzierung und Ausgestaltung der DW fundiert informieren wollen.

DW-Schriftenreihe; Band 2

Stellung & Finanzierung des deutschen Auslandsrundfunks
Dokumentation DW-Symposium März 2000

104 Seiten, A5, 2000
ISBN 3-89158-291-9 DM 30,– ab 1.1. 2002 EURO 15,– (D)

Die Deutsche Welle (DW) muss aufgrund von Vorgaben der Bundesregierung ihren Etat bis zum Jahre 2003 um über 13 Prozent kürzen. Medienexerten und Juristen fragen besorgt, wie die Etatkürzungen des Bundes mit der Rundfunkfreiheit der Deutschen Welle in Einklang zu bringen sind. Renommierte Medienrechtler zeigen in diesem Band die verfassungsrechtliche Problematik auf und stellen Lösungen vor.

VISTAS Verlag GmbH
Goltzstraße 11
D-10781 Berlin
E-Mail: medienverlag@vistas.de

Telefon: 030 / 32 70 74 46
Telefax: 030 / 32 70 74 55
Internet: www.vistas.de

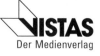

Der Medienverlag

DW-Schriftenreihe

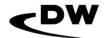

DW-Schriftenreihe; Band 3

'Sagt die Wahrheit: Die bringen uns um!'
Zur Rolle der Medien in Krisen und Kriegen

164 Seiten, 7 Abb., A5, 2001
ISBN 3-89158-318-4   DM 30,–   ab 1. 1. 2002 EURO 15,– (D)

Berichterstattung zu Krisen, Konflikten und Kriegen beschäftigt Mediennutzer und Journalisten gleichermaßen nachhaltig. Die Kriege am Golf und in der Balkan-Region waren auch Medienkriege. Die Berichterstattung beeinflusste und polarisierte die öffentliche Meinung und lenkte die Wahrnehmung dieser Konflikte. Im Nachhinein standen die Journalisten oft im Mittelpunkt der Kritik.

Die Deutsche Welle (DW) hat als Auslandsrundfunk auf dem Gebiet der internationalen Konfliktberichterstattung langjährige Erfahrungen. Ihr geht es darum, objektiv zu berichten, Konflikte verstehbar zu machen und so zu einer Vertiefung der Diskussion beizutragen.

Der dritte Band der DW-Schriftenreihe versammelt Beiträge ausgewiesener Experten aus Praxis und Wissenschaft, die das leisten, was im Redaktionsalltag meist zu kurz kommt: die handwerkliche und ethische Reflexion des journalistischen Metiers. Neben einer kritischen Bestandsaufnahme der Krisen- und Kriegsberichterstattung der vergangenen Jahre zeigt das Buch Perspektiven für dieses Genre des Journalismus auf, das wohl auch in der Zukunft eine zentrale Stellung im Mediensystem behalten wird.

VISTAS Verlag GmbH
Goltzstraße 11
D-10781 Berlin
E-Mail: medienverlag@vistas.de

Telefon: 030 / 32 70 74 46
Telefax: 030 / 32 70 74 55
Internet: www.vistas.de

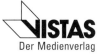